陪 伴 女 性 终 身 成 长

U0311380

痛经退散

[日] 杉山卓也 著

范桑 译

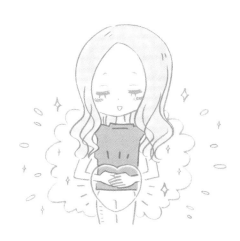

江西科学技术出版社

图书在版编目（CIP）数据

痛经退散 /（日）杉山卓也著；范桑译. -- 南昌：江西科学技术出版社，2023.11

ISBN 978-7-5390-8700-9

Ⅰ.①痛… Ⅱ.①杉… ②范… Ⅲ.①痛经—防治 Ⅳ.①R711.51

中国国家版本馆CIP数据核字（2023）第164589号

_____

国际互联网（Internet）地址：http://www.jxkjcbs.com

选题序号：KX2023066

版权登记号：14-2023-0009

责任编辑 魏栋伟

项目创意/设计制作 快读慢活

特约编辑 周晓晗

纠错热线 010-84766347

痛经退散　（日）杉山卓也 著　　范桑 译

出版发行　江西科学技术出版社

社　　址　南昌市蓼洲街2号附1号　邮编330009
电话：（0791）86623491 86639342（传真）

印　　刷　天津联城印刷有限公司

经　　销　各地新华书店

开　　本　880mm×1230mm　1/32

印　　张　4.75

字　　数　50千字

印　　数　1-5000册

版　　次　2023年11月第1版　　2023年11月第1次印刷

书　　号　ISBN 978-7-5390-8700-9

定　　价　58.00元

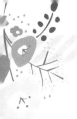

前　言

　　大家好，我是一名药剂师，我在日本神奈川县的一家中医机构工作，向患者提供与身心健康相关的诊疗服务。我的患者90%以上是女性，大多是来进行妇科问诊的。因此，我想结合自己的诊疗经验，通过本书揭示女性自己可能都不知道的关于月经的真相，以及应对经期不适的方法，同时实现我的理想——帮助患者消除烦恼。我最喜欢的一句话是：人生是可以改变的。因此，这是一本满载着实用知识与诚挚希望的书。

　　坦诚来讲，执笔这本书时，我也曾抱有疑虑：我身为男性来写一本关于月经的书是否真的合适？男人没有月经，能否理解其中的痛苦？然而，在大量的日常问诊中我发现，很大一部分女性认为在经期承受痛苦是正常现象……意识到这一点后，我的想法发生了改变。或许男性反而可以更客观地传达关于痛经和月经不调的正确知识及观点。

作为一名药剂师，我想尝试运用中医学、中药学的原理以及日常养生的方法，帮助女性去解决通过西医难以调理的身心困扰。

我的很多患者遇到痛经便不得不依靠止疼药来缓解疼痛，当她们抱着疑虑来咨询我时，我都会告诉她们：中药调理以及日常养生是可以有效缓解经期困扰的！

我并没有否定西医的意思，恰当的现代医疗手段在治疗中是有效的。但与此同时，我也希望大家能明白：中药调理和日常养生可以为我们提供另一个思路。

我不仅希望深受经期困扰的女性能够阅读此书，还想请那些无法理解女性经期不适的男性们读一读！但愿男性朋友们在深入地了解了痛经和其他多种经期困扰之后，可以用正确且恰当的方式为身边的女性提供有利的帮助。如果本书能让男性产生这样的想法并付诸行动，那将是我巨大的荣幸。

女性朋友们，不要再独自苦恼了，请与你的家人或伴侣一起阅读这本书吧！愿这本书能为你们带来希望。

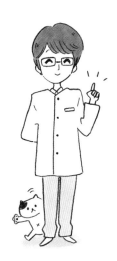

你的痛经属于哪种类型?

你痛经的原因是什么?
从四种痛经类型中，找到
与自己的情况相符的类
型吧!

疼痛方式	经血颜色	血块性状
☐ 刺痛或绞痛感	☐ 黑红色	☐ 经常排出猪肝状的血块
☐ 剧烈的绞痛感或者受寒时痛感增强	☐ 深黑色	☐ 偶尔混杂猪肝状的血块
☐ 类似腹胀的痛感	☐ 偏黑	☐ 几乎无血块排出
☐ 倦怠感、钝痛感	☐ 颜色偏淡	

打钩最多的那一行，就代表着你的痛经类型!

如果打钩数量相同，那你的痛经就属于复合型。

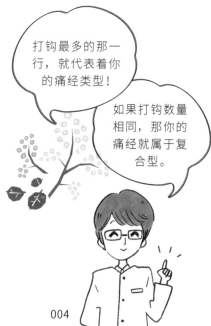

疼痛部位	月经来潮前后症状	其他症状	
☐ 总是同一部位	☐ 经期前 2～3 天有痛感 ☐ 经期的第 2 天痛感最强	☐ 总有头痛或肩酸的困扰 ☐ 容易有黑眼圈 ☐ 嘴唇或牙龈血色差 ☐ 舌头呈暗紫色	▶ 1
☐ 下腹部	☐ 经期第 1 天开始有痛感	☐ 温暖下腹部，痛感会得到缓解 ☐ 喜欢露肩或短裤等容易受寒的穿着 ☐ 爱喝冷饮 ☐ 经期身体发冷	▶ 2
☐ 每次都不一样	☐ 经期前出现腹胀，有痛感 ☐ 进入经期后变轻松	☐ 平常压力较大 ☐ 经期前特别容易烦躁 ☐ 常常无意识地叹气 ☐ 性格爱较真	▶ 3
☐ 腰酸	☐ 经期快要结束时出现疼痛感或倦怠感，经期结束后症状会持续	☐ 身体易疲劳 ☐ 脸色苍白、无光泽 ☐ 有偏食倾向 ☐ 体质差，身体容易出现不适	▶ 4

生活习惯导致的
血瘀型

- ☑ 不良生活习惯导致血液循环不畅并进一步恶化
- ☑ 子宫内血液循环不畅
- ☑ 现代人痛经的主要类型

受长期缺乏运动、吸烟、睡眠不足等不良生活习惯的影响，子宫内血液循环变差，进而导致经血无法顺利排出，因此会伴有绞痛感。

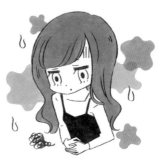

参考44页 ➡

体寒阳虚导致的
血瘀型

- ☑ 受寒时症状加重
- ☑ 体寒引起的血液循环不畅是罪魁祸首
- ☑ 夏季也很常见

身体在寒冷时会不自觉地蜷缩起来，子宫也是如此，受寒时也会收缩，从而导致子宫内血液循环变差。出现身体发冷、痉挛等症状，并伴有痛感。

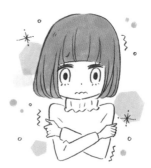

参考48页 ➡

3 压力积蓄型气滞导致的血瘀型

- ☑ 气机阻滞，产生疼痛感
- ☑ 因压力的积蓄而进一步恶化
- ☑ 容易并发"经前期综合征"

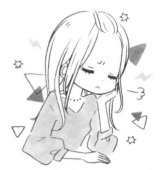

压力过大导致自主神经紊乱、血液循环变差、痛感增强。另外，因人体生命活动的能量之源——"气"运行受阻而造成的抽筋式剧痛，也是其症状之一。

参考52页 ➤

4 气血不足导致的气血两虚血瘀型

- 气血皆不足是原因所在
- ☑ 心有余而力不足
- ☑ 月经周期不规律，月经量不稳定

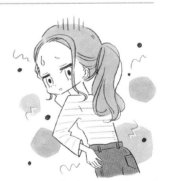

人体生命活动的能量之源——"气"与流经全身的"血"，两者均亏损不足时，除痛经外，更易出现头晕、乏力、易疲劳的症状。

参考56页 ➤

目 录

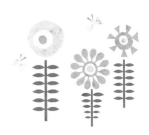

Chapter *1*

事关自身竟一知半解！关于月经的常识

- 经期无痛感才正常 ································· 02
- 不为人知的月经原理 ··························· 04
- 为什么会痛经 ································· 08
- 痛到什么程度属于异常 ······················ 12
- 区别正常月经与异常月经 ···················· 14
- 月经周期各阶段易出现的不适状况 ·········· 18

Column 1　日本汉方的起源 ···················· 26

Chapter *2*

中药可以治疗大多数痛经

- 中医学中对于痛经的认识 ···················· 28

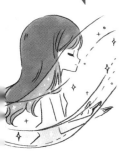

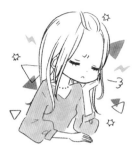

● 为什么中药可以改善痛经 ······················· 36

● 痛经的原因及其对应的 4 种类型 ·············· 42

类型 1 生活习惯导致的血瘀型 ··············· 44

类型 2 体寒阳虚导致的血瘀型 ··············· 48

类型 3 压力积蓄型气滞导致的血瘀型 ········ 52

类型 4 气血不足导致的气血两虚血瘀型 ······ 56

● 传统中医与西医在治疗方法上的差异 ········· 60

Column 2　中药治疗痛经的注意点 ··············· 64

Chapter **3**

从今天开始养成 10 个好习惯，远离痛经

● 远离痛经所需养成的生活习惯 ·················· 66

习惯 1 每天按压促进血液循环的穴位 ········· 68

习惯 2 留出空腹时间，增加血液量 ············ 70

习惯 3 改善不利于身体健康的饮食习惯 ········ 72

习惯 4 每天运动总时长要达到 30 分钟 ········ 74

习惯 5 提高睡眠质量 ·························· 78

习惯 6 通过半身浴改善血液循环 ·············· 82

习惯 7 与压力和平共处 ······················ 84

习惯 8 消除眼部疲劳 ················· 86

习惯 9 服用适合自己的中药 ········· 88

习惯 10 注重养心 ················· 90

Column 3 世界各地的"月经假" ········· 92

Chapter **4**

远离痛经，改变人生

● 中药调理让生活更美好 ················· 94

案例 1 告别 PMS，生活更轻松 ··········· 96

案例 2 皮肤焕然一新，美丽动人 ········· 98

案例 3 从束手无策的肩酸中获得解放 ········ 100

案例 4 体温上升，体质变好 ············· 102

案例 5 战胜心神不宁，不再失眠 ········· 104

案例 6 为人母的梦想，终得以实现 ········· 106

案例 7 情绪不再低落 ················· 108

案例 8 心态变得积极 ················· 110

案例 9 不再烦躁，人际关系得到改善 ········ 112

案例 10 重拾活力，生活质量得到提升 ····· 114

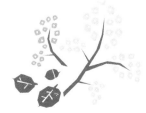

案例 11　变得更自信 ······························· 116

Column 4　男性也需要了解月经 ······················ 118

附录　改善痛经的简单药膳 & 缓解痛经的中药方剂

附录 1·改善痛经的简单药膳 ······················ 120

附录 2·缓解痛经的中药方剂 ······················ 126

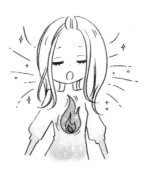

Chapter 1

事关自身竟一知半解!
关于月经的常识

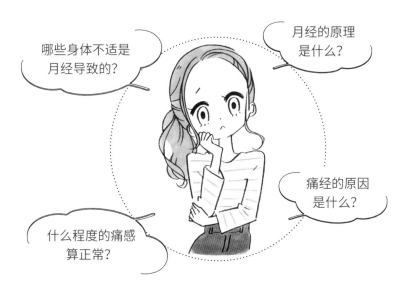

哪些身体不适是
月经导致的?

月经的原理
是什么?

痛经的原因
是什么?

什么程度的痛感
算正常?

月经与女性的身体息息相关,
但会不会正因为太过寻常,女性反而对月经一知半解呢?
本章将对月经的原理、痛经的原因以及各类经期不适进行
讲解说明。

经期无痛感才正常

经期无痛感才是正常的，请改变自己的认知

　　我在诊疗的过程中发现，很大一部分咨询痛经问题的患者都抱有相同的观点，认为痛经是在所难免的事。其中一些人甚至觉得痛经是正常现象，忍忍就过去了。但其实这是错误的观点。

　　每次遇到持有这种观点的患者时，我都会告诉她们：

　　"来月经不痛才是正常的哦！"

　　几乎所有人听了都很震惊。

　　有人说"可我从第一次来月经开始就一直很痛啊……"，也有人说"听您这么一说，我以前的确没有痛经，只是最近痛感比较强……"。

　　在现代医学中，当痛经较为严重并达到影响日常生活的程度时，便可以将其视为一个值得重视的病症，定义为"月经困难症"。

　　一些临床医生可能也会认为不必在意痛经，吃点止痛药就行了。

可是，在严重痛经的背后，可能隐藏着子宫内膜异位症或子宫肌瘤等诸多可怕的疾患。

"痛经好难受……但是大家好像都在遭受不同程度的痛苦，这也是没办法的事。吃点止痛药，能扛过去就行。"

如果患者抱有这样的想法，那么妇科疾病可能会在本人一无所知的情况下恶化。疼痛，是身体发出的求救信号。

因此，当务之急是更正这一错误认识。

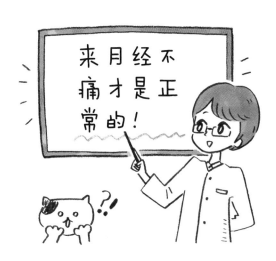

不为人知的月经原理

排卵是月经的起点，月经是
激素分泌引起的周期循环

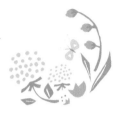

月经是如何发生的？

一言以蔽之，月经是为了孕育生命而做的准备。

众所周知，妊娠是男性的精子与女性的卵子相结合的过程，而卵子则经由排卵的方式排出。我认为，了解排卵有助于理解月经的原理。因此，面对患者时，我总会先从排卵讲起。本书也是如此，我会先讲解排卵的原理。

排卵，是指女性体内数个原始卵泡在卵巢分泌的雌激素的影响下生长发育，其中长势最好的卵泡在雌激素水平达到高峰时排出。

除了排卵成功的那一个卵泡以外，女性体内还储存着数百个原始卵泡，这些原始卵泡会随着排卵的过程而逐渐减少。现代医学认为，大多数女性会在45—55岁迎来闭经。因为到了这个年龄，雌激素减少，无法再让原始卵泡发育。

月经的原理

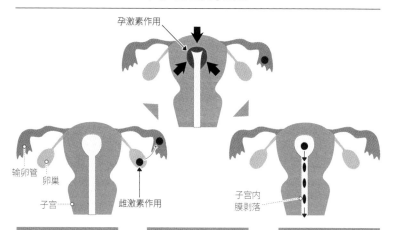

孕激素作用

输卵管
卵巢
子宫
雌激素作用

子宫内膜剥落

排卵

分泌雌激素，卵巢内卵子发育。卵子在排卵时进入输卵管。

▶ **子宫内膜变厚**

为迎接受精卵做准备。由于孕激素的作用，子宫内膜变厚、变松软。

▶ **子宫内膜等排出**

如果卵子未与精子结合、没有形成受精卵，子宫内膜会随卵子、经血排出。

中医认为，女性身体的生长周期数是 7[1]，7 乘以 7 也就是 49 岁为闭经的年龄。因此，就定义而言，无论是现代医学，还是中医学，二者观点大致相同。

月经在雌激素和孕激素这两种雌性激素分泌的影响下产生。正常的月经以约 4 周（28~30 天）为一个周期。通常，

1　中医认为女性每 7 年，男性每 8 年，身体会发生一次大变化，即"男八女七"（编者注）。

女性身体会在月经开始后的第 14 天进入排卵状态。

月经周期一般以 28 天为准，女性月经实际来潮日与经期测算日前后偏差超过 7 天，并且持续紊乱 3 个月经周期或更久，就会被认定为"月经不调"。

受上述两种雌性激素的影响，女性的身心状态在以下 4 个阶段间循环往复（针对每个阶段的详细讲解，请参考第 18 页以后的内容）。

- 月经中（月经期）
- 月经结束到排卵日前（卵泡期）
- 排卵前后的调整期（排卵期）
- 排卵后到月经前的不适期（黄体期）

一般来说，月经周期为 25~38 天。与经期测算日前后偏差 2~5 天，都可视为正常。受身体疲劳或精神压力等因素影响，可能会出现月经（激素分泌）推迟或提前 1 个星期左右的情况。如果只是在 1~2 个周期内出现经期不规律的现象，则无须过度紧张。

正常月经期为 4~7 天。月经量为 20~140 mL。一般认为，痛经时，使用少量市售的止痛药能控制住就没问题。但是，既然出现了痛经，就说明身体并非处于正常的状态。关于这背后的原因，我将在下一章结合现代医学与中医学进行详细讲解。

月经周期

一切都变得令人烦躁
绝对低潮期

受黄体分泌孕激素的影响，女性身体容易出现皮肤粗糙、头痛、肩酸、水肿及便秘等问题。激素水平波动较大，情绪也变得不稳定，易烦躁。

身体无力、情绪低落
低沉期

雌激素及孕激素的分泌都有所减少，容易出现痛经、贫血、水肿、血液循环不畅等问题。

排卵后到月经前的不适期

月经期

月经中

黄体期

卵泡期

排卵前后的调整期

排卵期

月经结束到排卵前后

排卵

虽然谈不上状态差，但……
微妙期

孕激素分泌量增加，子宫内膜变厚，下腹会出现不适。虽然身体状态不会变很差，但是容易引起水肿、便秘等小变化。

身体充满活力，心情愉悦
积极期

卵巢内的一个原始卵泡开始发育。雌激素分泌量增加，身体处于最佳状态，皮肤和头发都焕发出光泽，心情也变得愉悦起来。

为什么会痛经

痛经主要有4大原因。
年轻女性更容易感受到疼痛

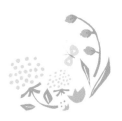

　　经期无痛感才是正常的，那么痛经为什么会发生呢？

　　引起痛经的原因，简单来讲，可以理解为子宫为促进经血排出而收缩导致的。针对痛经的原因，我会在下文中做详细分类，并在此基础上进一步讲解说明。

　　首先我从现代医学的观点来阐述痛经的原因。子宫内膜是子宫内孕育生命的土壤。成功受孕时，子宫内膜就会成为呵护胎儿的温床。而未受孕时，子宫内膜会在月经期脱落，随经血排出体外。身体或许认为新生儿的"床铺"必须是崭新的，因此才会有如此表现。从这个角度来说，月经就是子宫内膜"准备床铺"的过程。这一过程的理想周期是28天。以此为周期、在不断重复地"准备床铺"的过程中，小腹或腰部感受到的疼痛被称为"痛经"。

引起痛经有 4 个主要原因。

1. 前列腺素的分泌

来月经时，为促进经血排出体外，子宫会收缩。与此同时，身体也会分泌前列腺素这种能引发疼痛的物质。这是引起痛经的原因之一。前列腺素分泌过多，会导致子宫过度收缩，在下腹部产生类似阵痛的感觉或者引起腰痛，还有可能会引起头痛。

2. 宫颈口狭窄

常见于年轻女性或者无生育经验的女性。宫颈口狭窄，导致经血无法顺利排出，从而加重痛经。经常听到有人说"生完孩子后，痛经暂时得到了缓解"，这是因为宫颈口或阴道在生产过程中扩张了，之后经期排血也就变得相对容易。

3. 体温低

体温低时体内血液循环会变差，前列腺素更容易滞留于骨盆内。前列腺素具有收缩血管的作用，雪上加霜的是，来月经时女性身体正处于低温期。在这个时期女性体温本就偏低，因此要有意识地采取措施、给身体保暖，提高基础体温。尤其应注意对下腹部和腰部的保暖，保证其不能受凉。

4. 压力

压力是现代社会所特有的加重痛经的原因。持续高压会导致激素失衡、自主神经紊乱、血液循环变差、体温调节功能失调，使身体更容易受凉。由于月经来潮本身就可能引发压力，所以在经期前后要尽量远离不必要的外界压力，避免睡眠不足或过度紧张。如果无法做到的话，就要采用对自己行之有效的减压法，进行自我放松。不要总抱着低落的情绪觉得如果能做到远离压力源，根本就不用受这个苦，应该尽量让自己心态平稳地度过经期。

理论上来说，经血量越多，子宫收缩的强度就越大。因此，年轻时经血量较多，更容易痛经，随着年龄的增长、经血量减少，痛经也会相应得到缓解。

如果这样判断痛经的发病机制，那么理论上来说谁都有可能痛经。但是，如果痛到无法忍受，或者随着年龄的增长，经血量明明在减少，痛感却日益增强，这些都不是健康、正常的状态。

痛经的4大原因

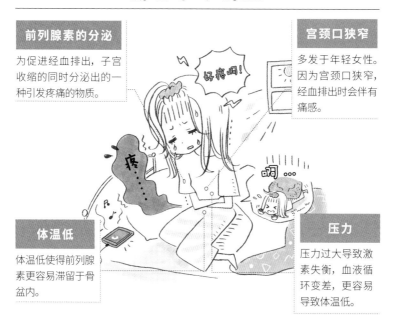

前列腺素的分泌

为促进经血排出，子宫收缩的同时分泌出的一种引发疼痛的物质。

宫颈口狭窄

多发于年轻女性。因为宫颈口狭窄，经血排出时会伴有痛感。

体温低

体温低使得前列腺素更容易滞留于骨盆内。

压力

压力过大导致激素失衡，血液循环变差，更容易导致体温低。

　　疼痛，是体内存在不适时发出的信号。前文也提到过，就算目前没有大碍，但严重的痛经很可能会在将来诱发子宫疾病。因此，不能对痛经置之不理。

痛到什么程度属于异常

痛经没有统一标准，
如有异常，请及时就医

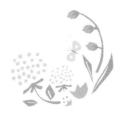

　　患者在问诊的过程中，常常问我这样的问题："痛经痛到什么程度算是异常？"

　　痛经的症状因人而异，每个人对疼痛的承受能力也各不相同，因此无法笼统地给出一个标准，也无法规定达到某个程度就算是异常。

　　但是，请回忆一下上文讲述的痛经机制。

　　比如说，

　　"痛感逐渐加重。"

　　"不仅有痛经，月经周期也不规律。"

　　"经血中黏稠物增多。"

　　"疼痛方式不同以往。"

　　如果痛经伴随着上述变化，就预示着除了子宫之外，也可能是卵巢或者其他器官出现了某种异常。因此，请务必去正规医疗机构进行妇科检查。

　　如果异常持续 3 个月经周期以上，或者症状加重，那么就必须引起重视。绝不能盲目乐观，置之不理。

在这里，我想强调一点，那就是"搞不清状况的时候，先做检查"。我在诊疗时也一直建议患者们这么做。

如今，大家都可以在互联网上搜索各种各样的信息，有些人抱着某种猜测，自己在网络上查询是否患病，结果"这也不是，那也不像"，被搞得丈二和尚摸不着头脑。可是，再怎么推测也只是推测，只会徒增不安，甚至还会因为压力过大而导致身体出现其他不适。

因此，尽早去有专家坐诊的医院进行详细检查、确认情况，这才是至关重要的。患者通过检查，了解自己的身体状况，再决定是否要看中医或服用中药，这样更容易做出正确的选择。

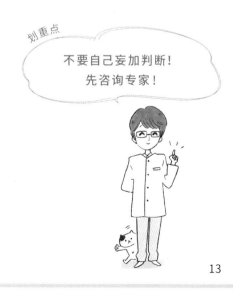

区别正常月经与异常月经

月经周期、经期时长、经血量、疼痛程度是衡量月经是否正常的指标

基于以上内容，我们来总结一下正常月经的衡量标准吧！

1. 月经周期

月经周期一般为 21~35 天（平均以 28 天为准，可以缩短或延长 1 周）。如果有偏差，比月经预测日提前或延迟 2~5 天，属于正常现象。这也并非定论，身体疲劳或者精神压力也可能导致 1 个星期左右的偏差。就我个人观点而言，出现 1 个星期左右的偏差是不必担心的。

2. 经期时长与经血量

经期时长一般为 3~7 天。一般认为，经血量在 20~140mL 属于正常范围（具体而言，量多的日子，1 天使用 5~6 片卫生巾，其余日子每天使用 3~4 片卫生巾）。

3. 疼痛程度

痛经症状越轻微越好。如果不影响正常生活，服用市售的止痛药就能缓解，则无须担心。

我也罗列出了异常月经的衡量标准。由于存在好几种情况，我对其进行了分类，并做进一步讲解。

● 月经频发

月经频发是指一个月内多次来月经的状态。这有可能是排卵出现了障碍，建议首先去妇科检查排卵是否正常。月经频发多数是由激素失衡导致的，常见于更年期或临近闭经的女性。还有一种可能是其并不是月经来潮，而是其他非正常出血现象。为了辨明到底是哪种情况，请尽早去做妇科检查。另外，月经频发可以细分为以下几种类型。

- 无排卵型月经频发（没有发生排卵）。
- 黄体功能不全型月经频发（排卵后到下一次月经之间的间隔过短）。
- 卵泡期短缩型月经频发（虽然有排卵，但卵泡期缩短，经期到排卵之间的间隔较短）。

● 月经稀发

一般而言，月经周期超过 39 天，就会被定义为"漫长月经"。我认为，即便是 35 天的周期，只要持续了较长的一段时间（超过 3 个月经周期），就不能轻视。尤其是排卵有异常的情况，长此以往可能会导致不孕或无月经，更要引起重视。

● 月经过多

特征表现为月经期延长（超过 1 周为标准）、经血量异常多（每小时就需要更换 1 次卫生巾）、大量排出猪肝状血块（鸡蛋大小）。可能是由激素失衡、子宫肌瘤、子宫腺肌病等引起的。

● 月经过少

经期非常短，只有 1~2 天，或者经血量极少，少到几乎可以不使用卫生巾的程度。这种情况有可能是无月经的前兆。临近闭经时会自然过渡到月经过少的状态，但如果年纪尚轻、月经周期也正常，就应该引起注意。或许有些人会觉得量少反而轻松，可我还是建议不要耽搁，尽早安排激素异常等项目的检查，以防万一。

月经异常的衡量标准

帮助辨明月经异常的几个重要指标。

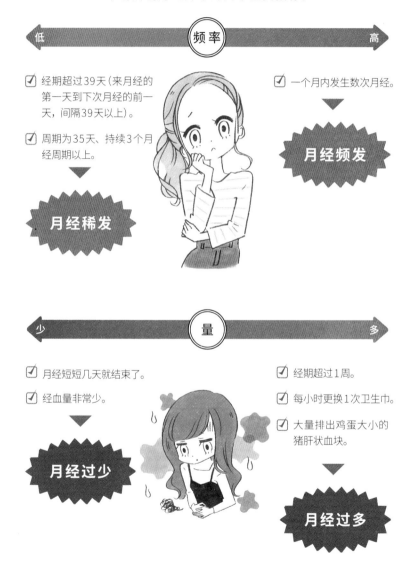

频率　低　高

- ☑ 经期超过39天（来月经的第一天到下次月经的前一天，间隔39天以上）。
- ☑ 周期为35天、持续3个月经周期以上。

▼

月经稀发

- ☑ 一个月内发生数次月经。

▼

月经频发

量　少　多

- ☑ 月经短短几天就结束了。
- ☑ 经血量非常少。

▼

月经过少

- ☑ 经期超过1周。
- ☑ 每小时更换1次卫生巾。
- ☑ 大量排出鸡蛋大小的猪肝状血块。

▼

月经过多

月经周期各阶段易出现的不适状况

日常生活中出现的不适，可能是月经引起的

月经周期分为月经期、卵泡期、排卵期、黄体期这四个阶段，各阶段出现的不适也各有特点。

● **月经期**

月经期是指从排出经血的第一天开始算起，以不再排出经血之日结束。

如果未能受孕，脱落的子宫内膜会随经血一起排出体外，这个时期就是月经期。

前文中提到过，月经期可以看做是子宫内膜为受精卵"准备床铺"的过程，换言之，就是在为下次排卵调整子宫内膜环境。该阶段常见的身体不适包括痛经、炎症、干呕、恶心、困乏、子宫内膜异位症、经血异味重等。

• **痛经**

痛经一般发生在月经期。虽然笼统地说是痛经，但不局限于腹痛，还包括腰痛、头痛。子宫为排出经血而

会出现哪些身体不适？

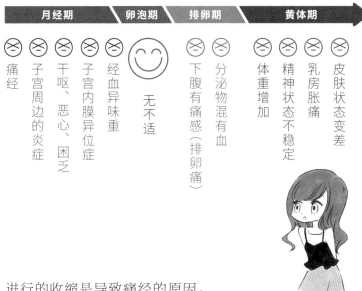

月经期	卵泡期	排卵期	黄体期

痛经

子宫周边的炎症

干呕、恶心、困乏

子宫内膜异位症

经血异味重

无不适

下腹有痛感（排卵痛）

分泌物混有血

体重增加

精神状态不稳定

乳房胀痛

皮肤状态变差

进行的收缩是导致痛经的原因。

• 炎症

经期的出血可能会引发子宫周边的炎症，进而引发阴道炎，阴道感染的情况也时有发生。

经期由于激素的变化，免疫力难免会下降，变得容易感冒、生病。因此要注意预防阴道念珠菌感染、生殖器疱疹等疾病。如果出现发热、红肿或瘙痒等症状，需要及时就医。免疫力低下的时候，最需要做的就是通过规律的作息来保护自己。

19

• 恶心、干呕、困乏

由于激素失衡，白天工作时，也会产生强烈的困意，或者感到恶心、出现干呕。虽说这一类的身体不适发生概率较高，但如果症状过于严重，还是有必要接受检查。

• 子宫内膜异位症

子宫内膜异位症是指原本应该长在子宫腔内的子宫内膜生长在子宫腔以外的部位，由此形成的疾病。

子宫内膜生长在任何部位都会引起出血，由于这个特性，有些部位会出现血流停滞，导致充血、引发炎症，也有可能会导致子宫内膜与周围器官发生粘连。易发于子宫壁内部、卵巢内、腹膜等多个部位。

子宫内膜异位症的病变包括导致子宫肌肉变厚、变硬的子宫腺肌病，卵巢内引发的炎症、肿大的巧克力囊肿等。

该疾病可能会由于痛感增强而被患者察觉，也有可能在无症状的情况下恶化，直至卵巢功能严重低下才被察觉。

该疾病会影响生育能力，因此有生育意愿的女性如果出现痛经持续加重的情况，建议去医院检查确认。

划重点

子宫内膜异位症的发病原因尚不明确。随着来月经次数的增加，病症会进一步发展，是现代人的常见疾病。

• 经血异味重

经血有异味，对应中医学里"热证"这个症候。血液本身就自带气味，再加上使用卫生巾时间过长导致细菌繁殖也会加重异味。

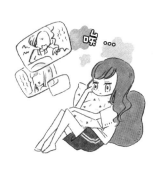

如果在意异味，请千万不要用肥皂清洗阴部。使用碱性肥皂会令原本属于酸性环境（起到抵挡细菌、保护阴道的作用）的阴道的酸碱度遭到破坏，由此可能会导致阴道内的细菌异常繁殖。使用弱酸性的肥皂或者用温水轻轻冲洗即可。提高卫生巾的更换频率也可以有效抑制异味。

> 划重点
>
> 卵泡期出血是不应该发生的事情，要引起重视！

● 卵泡期

卵泡期是指月经结束后到卵巢排卵之前的一段时期。卵泡期，顾名思义，是卵泡在卵巢内发育的时期。随着成熟卵泡分泌出雌激素，子宫内膜会逐渐变厚。

另外，卵泡期的身体也正处于低温期。雌激素分泌期间，身体会充满活力、皮肤状态也会变好。可以说，卵泡期是女性在整个月经周期中身体状态最佳的时期。身体的基础

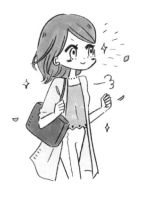

代谢也会有所提高，非常适合尝试健身或减肥。

这一时期可以从痛经、出血等困扰中解放出来，强烈建议充分利用这段时间，休整身体，给自己充充电。

● 排卵期

自卵泡期开始，雌激素持续分泌。与此同时，卵巢会分泌出卵子，也就是排卵。这个时间段被称为"排卵期"。

卵子的存活时间只有 24 小时，因此这一时期也是受孕的重要时期。

或许有的女性朋友会在意分泌物，实际上排卵期的分泌物有利于精子通过、能提高受孕的概率，因此基本上无须担心。

排卵期周期较短，但如果出现以下症状，就需要格外注意了。

● 排卵痛

进入排卵期，有些女性的下腹会出现坠胀感或隐隐作痛的症状。疼痛是由卵子冲破卵巢、排出卵巢外所引起的。疼痛程度轻重不一，但属于正常现象，并非疾病，不必过于担心。但是，如果出现异常疼痛或者是达到影响日常生活的程度，可能需要就医查明原因，在医生的指导下服用止痛药等。

身体疲劳或者体力消耗也会加剧痛感。针对这种情况，使身体保持温暖、彻底消除疲劳是有效的应对之策。

划重点

> 分泌物混有血或者颜色异常，如呈现土黄色、白色或者黄绿色时需要引起注意。

• 排卵出血

排卵出血是指排卵时卵巢表面的血管破裂引起的出血。大多数情况表现为分泌物混有血，无须过分担心，通常不需要进行特别的处理。但如果是粗血管受损、出血量较大，则会伴随阵痛，阵痛轻微可以在医生的指导下服用止痛药，观察药效。

● 黄体期

排卵结束，排出卵子的卵泡变为"黄体"并分泌孕激素，这个时期被称为"黄体期"。这一时期也是身体的高温期，会出现以PMS（经前期综合征）为代表的多种身体不适及经期困扰。

• 体重增加

受孕激素的影响，部分女性会出现身体水肿、便秘，而这些容易导致体重增加。另外，食欲旺盛、暴饮暴食，这也是黄体期常见的烦恼。因此，这个时期尤其要注意体重管理。

• 精神状态不稳定

虽然有研究表明激素分泌可能会引起脑内血清素等分泌物的分泌量发生变化，但它们之间的具体关联尚未完全明确。

但是，黄体期容易出现烦躁、情绪低落、抑郁、无力感等症状是不争的事实。积蓄已久的压力也容易在这个时期爆发。因此，在黄体期要尽量远离压力源，静心生活。

• 乳房胀痛

部分女性会出现乳房胀痛的症状，这是由于孕激素、雌激素的分泌量变化引起的。

• 皮肤变差

皮脂腺分泌物增多，容易长痘痘、痤疮。特别是下巴长痘。中医也认为月经周期易引发长痘，因此，日常皮肤护理很重要，但需要注意的是，激素分泌异常同样会引起长痘。

针对乳房肿胀及皮肤问题，我会在下一章做具体讲解，大部分情况都可以通过中药方剂得到改善。

划重点

PMS是指在经期前3~10天，
持续出现不适症状的状态。

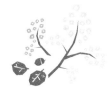

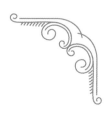

Column 1

日本汉方的起源

"日本汉方"起源于中国的中医学，7世纪传入日本，并发展至今。

20世纪60年代，中国医学界开始倡导"西医学中医，中医学西医"，即西医要学习中医学，中医师也要学习现代医学，以实现"中西医结合"，将传统的中医中药知识和方法与西医西药的知识和方法结合起来，在提高临床疗效的基础上，阐明机理，进而获得新的医学认识。

在此背景下，诞生了一种特殊的治疗痛经的方法，即"周期疗法"。这种疗法主要以改善经期不适为目标，虽积极借鉴现代医学知识，但在用药方面，不使用激素制剂，仅使用中药。在日本，有中医学、中药学资质和背景，并提供中药问诊服务的医疗机构也采用同样的治疗方法。

在中国，随着整个医疗系统的发展与壮大，中医也在不断转型，将中西方医学相结合，各取所长的治疗方法得到了长足的发展，这样的态度值得我们这些日本的中医学者学习和借鉴。

重点不在于哪种医学更为优秀。我们需要认识到两者的目标本身并不相同，结合两种要素与手段，势必会产生更好的"化学反应"。因此，我们也应该采用灵活的思维方式去面对和改善痛经的问题。

Chapter 2

中药可以治疗
大多数痛经

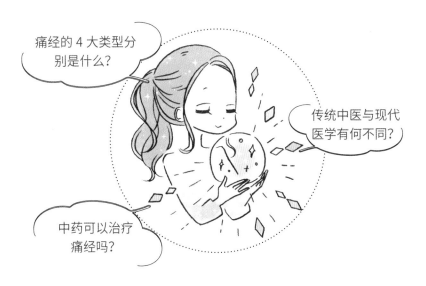

痛经的4大类型分别是什么？

传统中医与现代医学有何不同？

中药可以治疗痛经吗？

有不少女性需要通过服用止痛药来应对痛经。
但是，月经无痛感才是正常的。
接下来，我将告诉你如何通过中药改善痛经。

中医学中对于痛经的认识

气、血、津液、精这4种物质
对健康影响重大

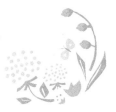

这一章，我将从中医学的角度讲解月经及痛经。

在进入正题之前，我想先谈谈中医如何定义健康。

中医学将构成和维持人体生命活动的基本物质分为"气、血、津液、精"4大类。这4种物质在体内充足生产、顺畅流转，才得以维持身体的健康。

这与现代医学的观点存在差异，没怎么接触过中医学的人可能还会觉得匪夷所思。但是，在探索基于中医学的治疗方案时，这些是不可或缺的概念，有必要进行学习。

接下来，我简明扼要地分别讲解一下这4种物质。学习这4个概念，有助于理解中医是如何看待并治疗痛经的。

体内流动的 4 种物质

中医认为人体中有 4 种物质发挥着重要作用。

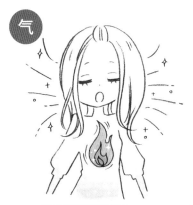

身心活动的能量
通过呼吸或饮食产生，
促进血和津液的流动。

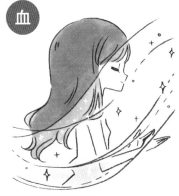

血液和血液流动的状态
输送营养、滋润全身。流动的状态是指
血液的量、质量、循环。

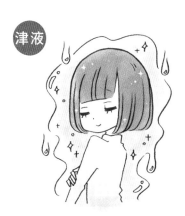

血液以外的体液
滋养身体各部位，维持关节的
灵活度，抑制虚火。

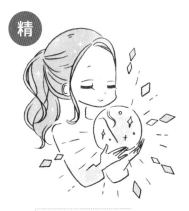

气、血、津液的能量根源
与人的成长与衰老有关，
由肾脏所生。

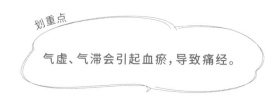

划重点

气虚、气滞会引起血瘀，导致痛经。

1. 气——身心活动的能量之源

气通过呼吸与饮食（消化与吸收）在体内产生，是新陈代谢、免疫、调节体温等维持健康的生命活动所必需的原动力。

虽然气是肉眼不可见的，但它是中医学中最为重视的要素。

气不足的病状被称为"气虚"，气阻滞不畅的病状被称为"气滞"，理解这两点有助于我们继续探讨中药调理和日常养生的治疗方法。

中医认为，气具有推动作用。气不足时，血、津液便无法在体内顺畅循环。也就是说，气阻滞会导致血液循环不畅，而这与引发痛经的原因——血瘀（参考 P31）息息相关。

气不足会导致元气不足，身体易疲劳。气滞会导致情绪阴郁、烦躁不安，出现腹胀、肩酸等不适。"气塞""气堵"这样的词语表现了气滞的状态。

2. 血 —— 血液与血液循环的状态

血在输送养料、滋润全身的同时，对回收体内的代谢废物、维持体温也具有重要作用。这与现代医学中对于血液的认知——给身体输送氧气及营养物质极为相似，但是，"滋润"是中医学里独有的观念。

中医学里说"血的状态良好"，是指血的质与量以及循环都呈现良好状态。血不足的病状被称为"血虚"，血液循环不畅的病状被称为"血瘀"。血虚表现为面色苍白、易疲劳、头晕目眩，也就是人们常说的贫血症状。现代医学中的"贫血"是指血液成分不足，具体而言是指红细胞、血小板等形成血液的成分出现欠缺的状态。

然而，中医学中的贫血（血虚）是指体内的血液量不足或者造血能力虚弱。因此，很多人虽然未在医院被诊断为贫血，但按照中医学的概念，他们实际上是处于血虚状态的。基于我的个人经验，70%~80% 的现代女性都存在血虚问题。

血瘀可以简单地理解为血液运行不畅、出现阻滞的状态，体内垃圾无法有效排出体外，易引发高血压、高血糖、高血脂等与血液相关的慢性疾病。不仅如此，血液阻滞的

划重点

血瘀是造成痛经的罪魁祸首！
血液循环不畅是导致身体恶性
循环的主要原因。

部位还会出现疼痛，因此，血瘀是导致痛经的最大原因。

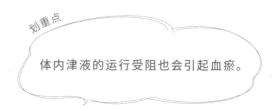

划重点

体内津液的运行受阻也会引起血瘀。

3. 津液——体内的体液

津液不仅滋润身体各部位、防止干燥，还是保证关节部位活动自如的润滑油。此外，还能抑制体内虚火。津液也称"水"（虽然血液也属于体液，但中医倾向于将两者区分定义）。

津液（水）不足的病状称为"阴虚"，循环不畅的状态称为"水滞"。

阴虚表现为口干、身体发热、皮肤干燥。津液不足时，血液会变黏稠，容易导致血瘀。

相反，水滞会导致身体水肿、倦怠、四肢沉重。与气滞一样，津液运行不畅也会引起血液循环变差（血瘀）。

4. 精——气、血、津液的根源

精的概念理解起来或许有点难度，我将其解释为掌控人体生长衰老的"生命之根"，是人体的能量之源。

精储藏于肾脏，又称肾精，是人体维持内分泌系统分

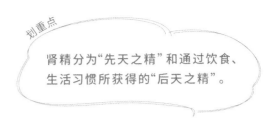

划重点

肾精分为"先天之精"和通过饮食、生活习惯所获得的"后天之精"。

泌激素、造血、生殖能力等生命活动时不可或缺的物质。

中医认为，肾除了包含肾脏的功能，还起到藏精、化气的作用。因此，将其视为支配人体生长衰老的器官，极为重视。

肾功能的强大表现为生长发育早、衰老缓慢。结合现代医学，将肾脏视为控制生长激素分泌、抗氧化能力的身体部位，会更便于理解。虽然这是中医学里独有的概念，但与月经也密切相关。

肾精的量会随着年龄的增加而减少。成年前肾精不足，会影响生长发育。成年后肾精亏损则会加速衰老。激素分泌引起的月经，在很大程度上依赖于肾精的状态。肾精亏虚与无月经、无排卵这些病状直接相关。

肾精不足的病症称为"肾虚"，可以通过中药调理激活肾功能、促进肾精的产生。

大家都知道"精疲力竭"

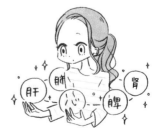

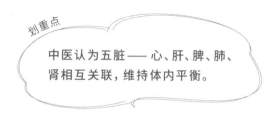

划重点

中医认为五脏 —— 心、肝、脾、肺、肾相互关联，维持体内平衡。

这个成语，肾精充足就能"永葆青春"。而肾精消耗殆尽，则会"身心交瘁"。

经过以上这番讲解，想必大家对 4 种物质已经有了初步的认识。

唯有气、血、津液、精这 4 种物质在体内充足生产、顺畅流转，身体才能得以保持健康。

如前所述，这是中医学中关于健康的定义，中药则是用于治疗这几种物质亏损、运行不畅的手段。但同时需要了解的是，除了中药调理之外，日常养生也是非常重要的治疗手段。关于日常养生，我将在第 3 章进行详细介绍。

接下来，我将讲解这些物质与痛经存在怎样的关联。

中医认为，可以将痛经的原因按照这 4 种物质会引发的问题分为 2 类，即：

①运行不畅引起的疼痛。

②亏损不足引起的疼痛。

关于痛经的这 2 个原因，我会在后文中对它们做进一步说明。请先记住这 2 个原因都会引起痛经，这样有利于加深理解。

为什么中药可以改善痛经

中药可以改善导致痛经的罪魁祸首——血瘀

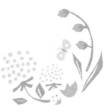

我首先介绍中药改善痛经的原理。

气、血、津液、精这 4 种物质存在 2 类问题会引起痛经：

①运行不畅引起的疼痛。

②亏损不足引起的疼痛。

• 运行不畅引起的疼痛

中医认为，这种状态可以归类为"实证"类型。

虽然这一类状态都被归结为"出现运行阻滞"，但根据不同物质的运行受阻，又可以进一步细分为不同种类。气、血、津液、精这 4 种物质中，气和血的运行阻滞对痛经的影响尤为明显。

气在体内运行，为全身各组织器官的机能活动提供动力（能量）。

中医关于痛经原理的认知

血瘀是引起痛经的最主要原因，
是由气、血、津液、精的失常所导致的。

实证型

气、血、津液、精运行
不畅而引起疼痛。

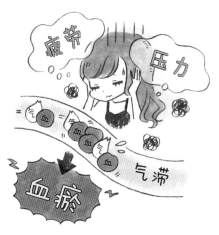

实证是指由外部进入体内的有害物质无
法顺利排出体外，进而引起身体不适的
情况。

| 原 因 | 疲劳或压力引起的血瘀。 |

| 症 状 | 被尖锐刀具刺中一般的刺痛感、经血中混有鸡蛋大小的猪肝状血块。 |

虚证型

气、血、津液、精亏损
不足而引起疼痛。

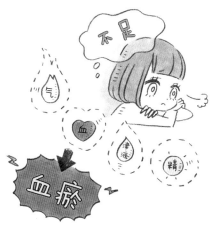

虚证是指体内4种物质不足导致身体出
现不适。

| 原 因 | 饮食不均衡导致营养不良、过度疲劳、脏器功能失调所引起的血瘀。 |

| 症 状 | 痛感并不强烈，但伴有头晕目眩、疲劳倦怠、无力等症状。 |

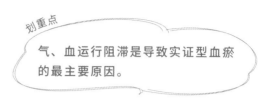

气、血运行阻滞是导致实证型血瘀的最主要原因。

气的运行出现阻滞的状态被称为"气滞"（参考 P30）。疲劳、压力过大等都是导致气滞的原因。对于现代人来说，压力造成慢性气滞的情况更为常见。

另外，"血"作为气的推动力，循环流转于全身，具有运输营养和滋润的作用。血运行受阻的状态，就是前文第 31 页所介绍的血瘀。

中医学里有"不通则痛"的说法。即气、血运行不畅的部位会出现疼痛，痛经以及月经期出现的头痛、腰痛都符合这种说法。

如果身体处于血瘀状态，会出现血瘀独有的刺痛感，经血中混杂大量猪肝状血块（呈鸡蛋大小就属于明显异常）等症状。如果病症恶化，可能会导致子宫肌瘤、子宫内膜异位症，这与现代医学的观点一致。

中医诊治痛经时最重视的就是血液的运行不畅（血瘀）。气是推动血液循环流转于体内的能量，气滞的状态如果持续一定的时间，必然会导致血液循环变差，从而加重血瘀。

• 亏损不足引起的疼痛

气、血、津液、精这 4 种物质的不足是另一种引起痛经的原因。这种痛经被称为"虚证型"。

患有"虚证型"痛经的人，体内各种物质以及脏器活动都存在不足的现象。可以进一步细分为：气不足的气虚、血不足的血虚、津液不足的阴虚以及精不足的肾虚。

虚证体质最终都会引起血液循环不畅，即血瘀，进而导致痛经。

首先，一旦气不足，以气为材料的血也会出现不足（也就是说，气虚容易导致血虚）。

血不足的话，只有少量的血在体内循环，血液易受污染，再加上血液运行容易阻滞，通常会形成血瘀体质。

身体的体液，即津液（水）不足，也就是阴虚的情况下，血液中的水分减少、黏稠度变高，会导致血液循环不畅，最终也会造成血瘀。

肾，如前文所述，可以生产人体的生命力之源——精，而精是构成所有物质的基础材料，能够促进生长、延缓衰老。

肾精不足会导致气、血、津液的生产力及代谢力都下降，肾精亏损所造成的病症——肾虚也与血瘀紧密相关。

另外，中医认为，人体内激素等的内分泌调节功能也会受到肾精的影响。因此，受雌性激素分泌影响的月经不适以及由此引起的痛经，可以认为是肾精不足导致的。

读到这里感觉如何？

在此之前接触中医学较少的人理解起来或许有些困难。我可以把以上的内容简单概括为：

- 痛经最主要的原因是血液循环不畅引起的血瘀。
- 血瘀是由于人体 4 种物质的不足或运行受阻引起的。

此外，通过中药调理或者日常养生的方式治疗血瘀，可以有效改善痛经。我相信这样总结下来，你已经能够在一定程度上理解中药治疗痛经的原理了。

虚证状态引起的恶性循环

气、血、津液、精的不足会相互影响。

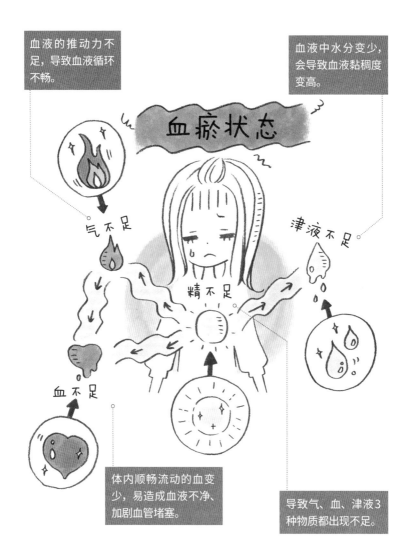

血液的推动力不足，导致血液循环不畅。

血液中水分变少，会导致血液黏稠度变高。

血瘀状态

气不足

津液不足

精不足

血不足

体内顺畅流动的血变少，易造成血液不净、加剧血管堵塞。

导致气、血、津液3种物质都出现不足。

痛经的原因及其对应的 4种类型

痛经有4种类型。
对症下药，才能改善痛经

相信大家读到这里已经有所了解，中医认为，导致痛经最主要的原因是血瘀这一病症。

那么，血瘀又是如何产生的呢？我将患者问诊中常见的4种痛经类型罗列出来，并结合对策对它们逐一进行讲解。

①生活习惯导致的血瘀型

②体寒阳虚导致的血瘀型

③压力积蓄型气滞导致的血瘀型

④气血不足导致的气血两虚血瘀型

请先根据前言的表格确认自己属于哪种类型。

当然，血瘀这种病症也有可能是由于多种原因共同引起的。因此，如果觉得自己同时符合多种类型，那么就请综合参考相应类型的应对之策。

痛经的4种类型

痛经主要有4个原因，也有可能由多种原因共同导致。

1 生活习惯导致的血瘀型

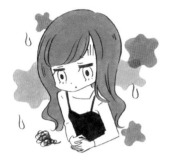

血液循环不畅导致经血无法顺利排出，伴有绞痛感。

参考 P44

2 体寒阳虚导致的血瘀型

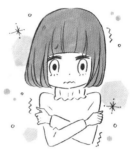

体寒导致子宫收缩、血液循环不畅，下腹出现类似痉挛的疼痛。

参考 P48

3 压力积蓄型气滞导致的血瘀型

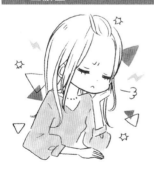

压力导致身体的原动力（气）出现阻滞，血液循环变差，出现疼痛。

参考 P52

4 气血不足导致的气血两虚血瘀型

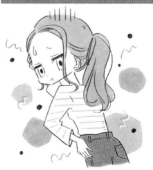

气和给身体输送营养的血同时出现不足，月经周期不规律，倦怠感及钝痛感加重。

参考 P56

类型

1 — 生活习惯导致的血瘀型

生活习惯导致的血瘀型是现代人最常见的痛经类型

　　这种痛经类型常见于有长期缺乏运动、吸烟、睡眠不足等不良生活习惯的人。常年的习惯给身体造成的负担如实地体现了出来，属于典型的血瘀。也可以说是现代生活给人带来的血瘀类型。

　　主要特征有刺痛感强烈、出血量多。经血呈黑红色，经常排出猪肝状的血块（血块呈鸡蛋大小就是危险信号）。

　　能够缓解这种痛经类型的日常养生方式是多摄取能够提高基础体温、改善血液循环的食物。

　　具体食材包括洋葱、大葱、韭菜、青背鱼、黑木耳等，切记需要加热后再食用。桃、樱桃、黑醋等也能很好地起到活血化瘀的作用。

　　除了以上食物之外，如果你还希望自己吃得更加丰富，可以优先选择红色和黑色的食材。这 2 类食材大都具有改善血液循环、净化血液的作用。

　　与之相对的，生冷食物会让身体虚寒，导致血瘀，一

44

名称：生活习惯导致的 血瘀型

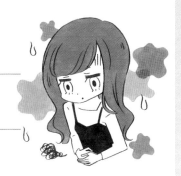

原因：运动不足、血液循环差

疼痛的特征

☑ 下腹痛感强。

☑ 刺痛感。

☑ 排出血块后痛感稍有缓和。

月经的特征

☑ 经血呈黑红色、大量排出猪肝状血块。

☑ 出血量多，1天需更换卫生巾10次以上。

☑ 月经前2~3天出现痛感。

日常生活习惯

☑ 几乎不运动。

☑ 排尿少，尿液颜色偏深。

☑ 睡眠不足，导致常出现黑眼圈，嘴唇及牙龈血色也变差。

定要避免食用。油炸食品或奶油制品等高脂肪食物以及重盐、重辣等重口味食物，也应尽量少吃。

这种血瘀型是由不良生活习惯引起的，因此，改善生活习惯的必要性不言而喻。除了饮食之外，还有哪些生活习惯需要改善呢？

绝大多数受此痛经类型困扰的患者都缺乏运动，有必要通过运动提高身体代谢水平。运动量因人而异，作为简易参考，可以将目标设定为每天坚持30分钟的运动，如步行、健身操、拉伸等。建议早晚均进行适量运动。

对于长期缺乏运动的人群来说，突然被要求每天运动30分钟还是有难度的，因此，循序渐进地养成习惯更容易实行。比如说，先规定自己每天必须散步10分钟，如果做到了，再延长到15分钟。再比如，先要求自己每次晚上洗完澡后做简单的拉伸运动，坚持一段时间后，可以早起10分钟，在早上也加入拉伸运动。如此逐步、适量地增加运动量尤为重要。

长期的不良生活习惯导致血液循环变差、引起血瘀，就需要花费同样长的时间去培养良好的生活习惯，一点点偿还"血瘀债务"。需要注意的是，在这个过程中，中药只能起到辅助作用，并非仅靠中药就能改善痛经状况。

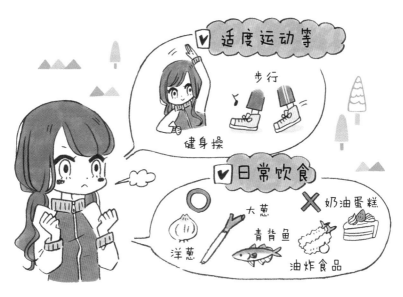

食物清单	
多吃	少吃
· 洋葱　　· 大葱 · 韭菜　　· 黑木耳 · 青背鱼 （青花鱼、沙丁鱼等） · 桃　　· 黑醋 · 樱桃	· 油炸食品（油炸肉类、点心等） · 鲜奶油　· 快餐 · 蛋糕　　· 巧克力 · 冰激凌 · 其他寒凉食物

改善该痛经类型的常用中药有桂枝茯苓丸（参考 P128）、冠元颗粒（参考 P126）等。

体寒阳虚导致的血瘀型

体寒是万恶之源！
即便是夏季也要多加注意

　　这种痛经类型最大的特征是，身体受寒则痛经加重，随着体温升高，痛经也会得到缓解。

　　阳虚是导致此类痛经的原因，换言之，就是身体的热能量不足。痛经的特征表现为绞痛。除此之外，在寒冷的环境里痛感也会增强。

　　体寒会导致血液循环变差，因此针对这种痛经类型，最基本的治疗方法就是要保证身体不受寒、提高基础体温。月经期尤其要注意防寒。

　　现代社会生活使女性总处于易受寒的环境中，令人十分困扰。她们不仅要抵御冬季的严寒，还要注意防患夏季空调寒气的入侵。因此，出门时可以随身携带薄开衫，随时保暖，即便在夏天也应该穿着不会使脚踝受凉的衣物等。

　　腰部以及脚踝至脚尖这些部位格外需要注意保暖。特别是夏季，穿着单薄易受凉，需要多加注意。

　　饮食养生方面，摄取有助于提高体温的阳性食物可以

名称：**体寒阳虚导致的血瘀型**

原因：体寒导致的血液循环不畅、热能量不足

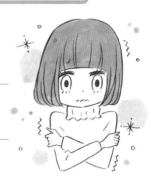

疼痛的特征

☑ 受寒则痛感增强，体温提高能缓解痛感。

☑ 急剧的绞痛感。

☑ 体内寒气游走，轻微疼痛长时间持续。

月经的特征

☑ 月经的第1天就感受到疼痛。

☑ 痛感强烈时经血呈黑色，轻微疼痛时经血呈浅红色。

☑ 月经期间身体容易发冷畏寒。

日常生活习惯

☑ 经常穿容易让身体受寒的服装。

☑ 爱喝冷饮，经常吃生冷食物。

☑ 只淋浴，不泡澡。

有效缓解此类痛经。比如阳性根茎类蔬菜（土豆、胡萝卜、牛蒡、洋葱等）炖煮的汤、加入了生姜或者肉桂的红茶等都是不错的选择。

另外，很多人洗澡时仅淋浴，但对于体寒阳虚的人来说，每天泡澡10分钟十分重要。水温控制在40~41℃，下半身完全浸泡于水中。即使在夏季，也可能会因为吹空调而受凉，泡澡可以有效驱寒。

如果泡完澡出汗较多，出浴后要注意补充水分。建议喝一杯常温水或大麦茶。冰镇饮料虽然喝起来痛快，但会令刚通过泡澡变暖的身体再次受凉，一定要加以节制。

晚上睡觉时（当然白天也可以）穿戴护腰，这虽然是比较原始的办法，但非常有效。寒冷的冬季可以使用热水袋。酷暑难耐的夏夜也不能把空调温度设定得太低，建议设为28℃左右。

一般而言，阳虚是一种体质，日常不间断的养生极为重要。另外，疲劳过度也会引起阳虚，要注意充分休息、恢复精力。

治疗时常用的中药有妇宝当归胶（参考P132）、芎归调血饮（参考P127）等。

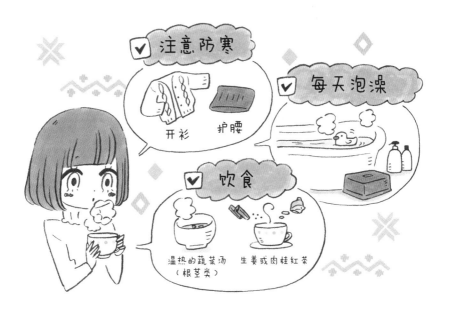

食物清单	
多吃	**少吃**
·土豆　·胡萝卜	·白砂糖
·牛蒡　·洋葱	·生的蔬菜
·生姜　·肉桂	·夏季时蔬
·莲藕　·山药	·冰镇饮料
·大葱　·鸡肉	
·牛肉	

类型

3 压力积蓄型气滞导致的血瘀型

容易受精神状态的影响，
自主神经紊乱

压力造成的血瘀型痛经的一大特征就是痛感时强时弱。

多数此类痛经患者都有严重的 PMS。具体症状包括月经前腹部或腰部有胀痛感、肩酸或头疼。这些症状有时会被误认为是慢性疼痛。

压力型痛经的主要发病原理是，紧张、压力或者环境变化导致自主神经紊乱，进而造成血液循环变差、疼痛加重。

因此，随着压力得以减轻，多数人经期的痛感也会不治而愈。

经期前本来就容易受到压力的影响，建议在经期前一周有意识地远离压力、放松身心。请选择适合自己的减压方式进行放松。

受到此类痛经困扰的患者可以在经期前以适合自己的方式进行适当放松，比如按摩、美容护理或者轻度运动等。

减压方式因人而异，关于运动方面的建议，我在第3章进行了归纳总结，请自行参考第 74 页至第 77 页。

名称：**压力积蓄型气滞导致的血瘀型**

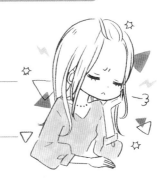

原因：压力导致自主神经紊乱、血液循环不畅

疼痛的特征

☑ 痛感时强时弱。

☑ 月经前胸部及侧腹部有痛感。

☑ 腹部胀气伴有痛感。

月经的特征

☑ 常伴有严重的PMS。

☑ 压力减轻或随着月经的开始疼痛得到缓解。

☑ 进入经期后，痛感减弱。

日常生活习惯

☑ 性格爱较真、容易受压力影响。

☑ 经期前易烦躁。

☑ 容易失眠、常常暴饮暴食。

但是，如果拘泥于"不做某件事就无法放松"的想法，反而会增加压力，需要注意。

紫苏、鸭儿芹、欧芹、茼蒿、芹菜等自带香味的蔬菜或者有酸味的食物，有助于缓解压力，可以多多摄取。

有明显气味的食材富含有助于缓解烦躁情绪的物质，可以使气行通畅。酸味食物（醋以及柠檬、柑橘等）具有同样的效果，可以将其作为调味料，积极摄取。

平常不爱吃的食物自不必说，辣椒等刺激性较强的食物也会给身体造成负担，即便本人喜欢吃也要尽量避免。

另外，尽情地享受自己爱吃的食物虽然能让心情一时愉悦，但可能会伤害身体健康。请不要采取这样的减压方式。减压方法的详细介绍请参考第 84 页。

针对此类痛经，常用中药有逍遥丸（P128）、四逆散（P129）。

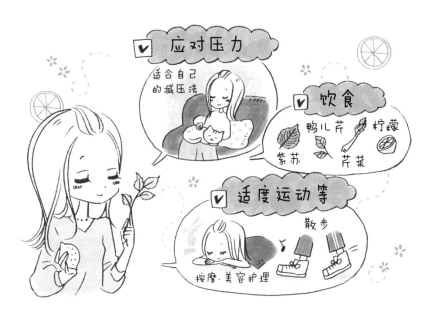

食物清单	
多吃	少吃
·鸭儿芹　·香菜 ·欧芹　　·茼蒿 ·芹菜　　·醋 ·柠檬　　·柑橘	·辣椒（香辛料） ·咖啡因（咖啡、功 能性饮料等） ·过热的食物

气血不足导致的气血两虚血瘀型

一直有强烈的疲劳感，出现贫血症状

气血两虚所导致的血瘀型痛经混合了气虚与血虚这 2 种病症。

由于能量与血液同时存在不足，导致身体疲劳感非常强烈，生理期间容易出现头晕目眩、头痛等严重的贫血症状，甚至全身无法动弹。

大部分人的痛感并不强烈，更确切地说，经期后半段开始出现阵痛，月经结束后疼痛依然会持续数日。

能量和血液同时亏损会使人常常感到疲惫、身体沉重，而疲惫感的增强又会加重痛经。

此类痛经患者经血的一大特征是颜色浅红，血量稀如水。这是因为处于虚证（参考 P37）状态的人体液稀薄。根据这一特征很容易与其他类型进行区分。

月经期间尤其不能勉强自己，要创造有利于身体休养的环境。这其中最为重要的是睡眠。

睡眠时间少于 6 小时会对身体造成不良影响，这已经

名称：气血不足导致的气血两虚血瘀型

原因：能量之源（气）与给身体运输营养的血同时不足

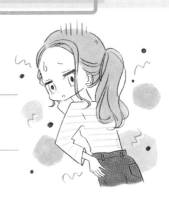

疼痛的特征

☑ 经期后半段身体开始变得沉重，出现阵痛。

☑ 月经结束后疼痛依然会持续数日。

☑ 按压疼痛部位可以缓解疼痛。

月经的特征

☑ 会出现头晕目眩、头痛等严重的贫血症状。

☑ 有时全身无法动弹。

☑ 经血颜色浅红，稀如水。

日常生活习惯

☑ 体力差，心有余而力不足。

☑ 偏食、食欲时好时差。

☑ 月经期间特别容易出现身体不适。

得到科学验证。尽量保证 7 小时的睡眠。在晚上 12 点前入睡，这一点也很重要。按照中医的说法，凌晨（晚上 12 点以后）是损阴耗血的时间段，因此"夜猫子"的生活方式会直接加重痛经。

在饮食养生方面，这类患者食欲低下，建议吃温热、易消化的食物。由于患者身体本就缺乏能量，因此要尽量避免消化带给身体不必要的负担。

具体而言，建议食用加入枣或生姜等食材的食物、茶饮（需要注意：焙茶、红茶性温，而绿茶性寒）。同时也可以适量摄取黑糖、蜂蜜这类滋养身体的食物，既可以将它们加入茶里，也可以涂在面包上吃。除了通过食用红色和黑色食物进行补血之外，也不要忘记食用薯芋类、菌菇类食物来补气。

针对此类痛经，常用的中药有十全大补汤（参考 P130）、妇宝当归胶（参考 P132）、当归芍药散（参考 P132）等。肠胃较弱的人选择中药时要格外慎重，服用前请先咨询医生。

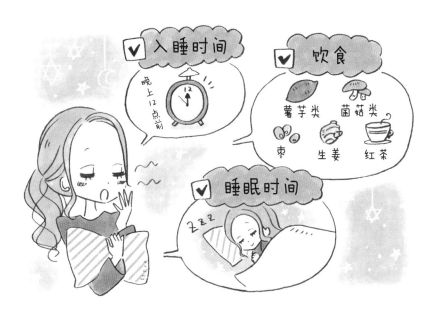

食物清单	
多吃	少吃
·枣　·生姜 ·焙茶　·红茶 ·黑糖　·蜂蜜 ·薯芋类　·菌菇类	·点心 ·绿茶 ·脂肪多的肉 ·生冷的食物（生冷 蔬菜、刺身）

传统中医与西医在治疗方法上的差异

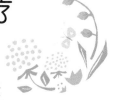

"治标"与"治本"相结合的疗法

在痛经的治疗上，现代西方国家的医学体系，即西医与传统中医学存在哪些不同呢？

西医治疗痛经的方法主要有以下 2 种：

①服用止痛药缓解疼痛。

②服用短效口服避孕药抑制排卵。

只要使用得当，这 2 种方法都可以达到有效减轻痛经症状的效果。但止痛药的作用仅仅停留在抑制痛感上，无法从根本上改善痛经。

短效口服避孕药也是如此。通过抑制排卵控制月经，虽然可以达到有效缓解痛经的效果，但遗憾的是，这个方法也无法让身体发挥自身的力量，从根本上调节月经。

大多数人对短效口服避孕药的认知可能还停留在比较浅显的层面，接下来，我将对其进行进一步的讲解。

短效口服避孕药是一种激素类药物，由孕激素和雌激

短效口服避孕药抑制痛经的原理

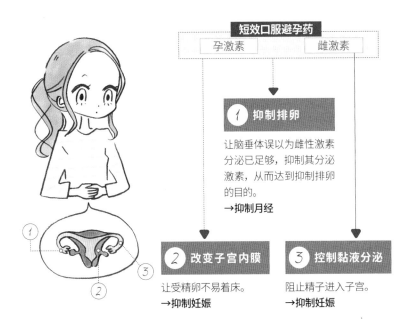

短效口服避孕药

| 孕激素 | | 雌激素 |

① 抑制排卵

让脑垂体误以为雌性激素分泌已足够，抑制其分泌激素，从而达到抑制排卵的目的。
→**抑制月经**

② 改变子宫内膜

让受精卵不易着床。
→**抑制妊娠**

③ 控制黏液分泌

阻止精子进入子宫。
→**抑制妊娠**

素配制而成。根据雌激素含量的不同，可以分为多种类型。它可以将血液中的雌性激素控制在一定的浓度，抑制卵泡成熟，从而达到抑制排卵的效果。

除了可缓解痛经以外，还可以应用于避孕、休整卵巢、调节月经周期等目的。但可能会出现恶心、胸胀、倦怠、水肿、不规则出血以及血栓等副作用。

但不可否认的是，短效口服避孕药的确可以有效缓解

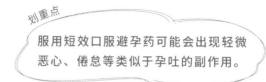

划重点

服用短效口服避孕药可能会出现轻微恶心、倦怠等类似于孕吐的副作用。

严重的痛经以及经期不适。当患者向我倾诉"因为痛经和经期不适，无法做自己想做的事，感觉很难受"时，我并不会全盘否定避孕药，说出"避孕药对身体不好，最好不要使用"这样的话。我赞成在认清药物利弊的情况下合理服用药物。

但是，服用短效口服避孕药无法从根本上改善痛经，止痛药也是如此。而中医治疗痛经的目的是从根本上改善痛经的病因。

在我看来，这并不意味着哪种治疗方法更优越或哪种方法不可取。很多人会认为，"既能治本，副作用又少，那肯定是吃中药更好啊"，我很高兴能得到认可。但是，中药也并不是完全没有副作用（但是只要中药的选择无误，其副作用确实更少，可以安心使用）。另外，中医的"治本"，其实是"重建体质"，而要达到改善体质的效果，最快也需要数月的时间。

患者的症状如果严重到无法忍受的程度，却还是只愿意服用中药，坚决不使用西药，我并不提倡这样的做法。

中药和西药有各自的优缺点。因此，我推崇将中西医

划重点

> 同时在两家医院看病时，要注意处方药之间的搭配。请务必搞清楚每家医院所开具的药物的特性。

相结合，各取所长。比如说，在采用现代医学方法治疗的同时，利用传统中医学对根本的病因病理进行治疗。

我的很多患者认为服用止痛药或短效口服避孕药无法解决根本问题，但遇到紧急情况时，她们也同意在中药显现效果之前适当使用西药。这么做的目的无非是将自己从痛经的痛苦之中解放出来。

在依靠"治标"疗法的同时配合"治本"疗法，达到有效改善病灶、病症的效果才是最理想的。

我认为，探索现代医学与传统中医学相结合的治疗之道，意义重大。

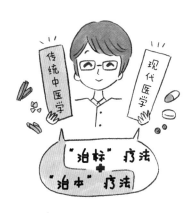

Column 2
中药治疗痛经的注意点

基于现代医学体系的西医院，在面对与月经相关的诊疗时，也会给患者开具中药处方。但是，如果主治医师不精通中药学，或在诊断时未采用中医学中的问诊手法（从传统中医的观点出发，花费时间分析患者的体质及病情），很容易开出"标准处方"。而这有很大的概率是错误的处方，不但没有效果，还有可能会产生副作用。

综合医院经常开具以下 2 种中药处方，我建议患者在服用这 2 种中药后，如果出现了以下症状就应该停止服用。

当归芍药散：肠胃虚弱的人服用后，可能会出现肠胃疼痛、胃胀等不良反应。如果出现肠胃不适，建议停药。

加味逍遥丸：牡丹皮、山栀这样的中药材为阴性，如果服用后体寒加重，就应该停药。

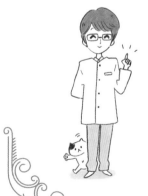

中药需要根据个人体质合理选用。当然，每个人的体质不同，如果对处方抱有疑虑，请尽快前往正规的中医院或中医门诊就医。

Chapter 3

从今天开始养成10个好习惯，远离痛经

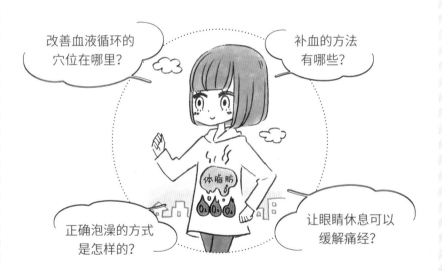

改善血液循环的
穴位在哪里？

补血的方法
有哪些？

正确泡澡的方式
是怎样的？

让眼睛休息可以
缓解痛经？

体脂肪

那么，为了改善痛经，具体应该怎么做呢？
本章将基于传统中医学的观点，
介绍能够改善经期问题的日常习惯。

远离痛经所需养成的生活习惯

打造不痛经体质，
彻底改善体质的要点

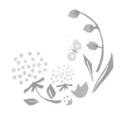

本章将介绍远离痛经所需要培养的生活习惯。我以"从今天做起"为理念，特别挑选出公认有效的 10 个习惯进行重点介绍，供大家参考。

在具体介绍这些习惯之前，我想先就"轻松培养生活习惯的要点"谈谈我的看法。

要点① 从能做到的事情开始做起

经常有人会说："从今天开始，我要践行一切健康的生活习惯！"当然，这样的积极性值得赞许，但我奉劝大家打消这个念头，因为这样的想法根本不利于坚持。

改变一直以来的习惯，是一件非常消耗精力的事情。因此，最好从能做到的事情开始做起，等到不必刻意也能做到的时候，再提高一点难度。不勉强自己、循序渐进才是成功的秘诀。其实，即便成功地改变了生活习惯，想要切实体会到改善痛经的效果也至少需要 3~4 个月。因此，不急于求成，踏实践行日常养生，才是最重要的。

要点② 从微小的成功体验中获得成就感

一个习惯只要能坚持 1 周,就可以逐渐持续下去,因此,如何克服最初的困难就成了关键。可以把大目标拆分成一个个小目标,每当实现一个小目标就会获得一定的成就感,如此一来会更容易坚持下去,生活习惯就会逐渐得到改变。

比如说,决定要早睡早起,一开始可以先把目标设定为比平常早 10 分钟起床,早 10 分钟睡觉。如果做到了,第二天再改为早 20 分钟。

我希望这两个要点可以帮助大家树立培养良好生活习惯的理念,为接下来我要具体介绍的有助于改善痛经的 10 个习惯打下基础。

习惯

 每天按压促进血液循环的穴位

利用闲暇时间按压穴位，
每天改善一点点

　　我在前文提到过，血瘀是导致痛经的原因，而血瘀就是血液循环不畅的状态。

　　血瘀也是可以通过改变生活习惯得到有效改善的。我们身体上有一些穴位只要经常按压就能轻松改善血液循环。

　　我主要推荐在日常闲暇时就可以按压的 3 个穴位，请参考下一页图示。

　　按压穴位时，用大拇指持续用力按压，稍微感受到酸痛的力度最为合适。按压时配合深呼吸，吐气时是按压的最佳时机。鼻子用力吸气，缓慢从嘴巴吐出时用力按压穴位，效果最好。

　　穴位一天要按几次？这并没有定论。可以利用看电视或者坐地铁的时间，连续按压。

　　养成按压穴位的习惯，每天坚持做，体质会逐渐得到改善。

改善血液循环的穴位

养成按压穴位的习惯，可以逐渐改善体质。

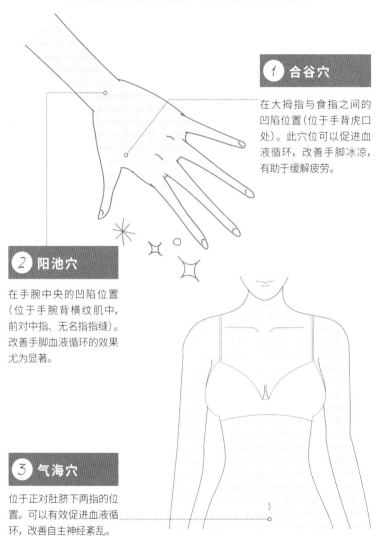

① 合谷穴

在大拇指与食指之间的凹陷位置(位于手背虎口处)。此穴位可以促进血液循环，改善手脚冰凉，有助于缓解疲劳。

② 阳池穴

在手腕中央的凹陷位置(位于手腕背横纹肌中，前对中指、无名指指缝)。改善手脚血液循环的效果尤为显著。

③ 气海穴

位于正对肚脐下两指的位置。可以有效促进血液循环，改善自主神经紊乱。

习惯

2 留出空腹时间，增加血液量

刻意留出空腹时间，
促进营养吸收

不管是先天还是后天原因，长期气血不足的状态（血虚），会使身体自然形成血瘀体质。

我在前文讲解其他生活习惯时已经介绍了补血的办法，这里我再对补血的要点进行一些补充说明。

为了从根本上增加体内血液总量，我推荐留出空腹时间这个方法。

一般进食后，胃部需 90 分钟以上的时间来完成消化，剧烈的收缩可以清除黏在胃壁上的食物残渣。这有利于下次进食时吸收营养。

有意识地留出空腹时间吧！这样身体可以更有效地吸收造血所需的营养。嘴馋时爱吃的零食，也要忍住不吃哦。

有些肠胃较弱的患者，即便没有食欲，也会强迫自己进食。其实遇到这种情况不必勉强自己，感觉到肚子饿了再吃也是可以的。

血液不足的人可以积极摄取能够促进造血的食物，比

血瘀与空腹的关系

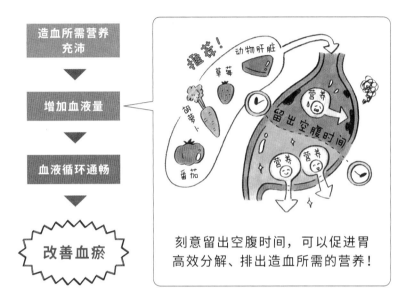

刻意留出空腹时间，可以促进胃高效分解、排出造血所需的营养！

如鸡肉、动物肝脏、草莓、胡萝卜、黑芝麻、黑豆、红豆、番茄、菠菜、枸杞等。

另外，造血时蛋白质不可或缺。虽然肉类（畜肉、鱼肉皆可）是必要的优质蛋白质，但肠胃较弱或者不爱吃肉的人，也可以通过摄取豆类等植物蛋白作为补充。

血液充足是改善血瘀必不可少的条件。

习惯

3 — **改善不利于身体健康的饮食习惯**

不仅是吃什么，
怎么吃、什么时候吃也很重要

前文介绍了补血食材，而有些饮食习惯会使血瘀进一步恶化，导致痛经加重。这一节我将介绍改善这类不良饮食习惯的方法。

首先，中医对于应该忌口的食物，提出了"肥甘厚味"的概念。换言之就是"高脂肪、高糖、重口味"的食物会导致血液流动受阻。

其次，生冷的食物会使身体受寒，进而导致血液循环变差，同样不建议多食。

除此之外，我建议患者积极摄取可以缓解血瘀症状的食物，比如青背鱼、大蒜、葱、桃子、黑醋、海藻类等，对于改善血液循环非常有效，具有改善血瘀、缓解痛经的功效。

但是，即便是对身体有益的食材，也要注意不能让其对肠胃造成刺激。应尽量加热处理、选择利于消化的煮或蒸的烹饪方式，充分咀嚼、缓慢进食。在享用美食的同时，请不要忘记遵守这些原则。一天未必吃三餐,但进食时间要尽量分散,切勿暴饮暴食,减轻肠胃负担。

另外,睡前至少2个小时不建议进食。饱腹状态入睡,既不利于消化,也会影响睡眠。如果最后一餐是以肉类等难以消化的食物为主,则尽量安排在睡前3个小时以上。

除了食材的选择之外,进食方法以及进食时间也很重要,请牢记这一点。

在诊疗的过程中,我的患者也经常问起能否食用零食,我的建议是点心类零食尽量不要吃,尤其是蛋糕、巧克力、饼干、膨化食品这类高脂肪的食物,冷饮也会加重血瘀。

特别饿的时候可以吃少量(单个手掌的量)枣或坚果。虽然坚果含有脂肪,但也具有改善血液循环的作用,相较于点心类零食,我更推荐患者食用适量核桃等坚果来果腹。

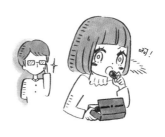

每天运动总时长要达到30分钟

"不勉强，可持续"是比什么都重要的指标

适度运动可以提高新陈代谢，从而达到改善血液循环的效果。而且，通过运动放松身心，能帮助自主神经维持平衡，进而减轻血液流动阻滞。因此，我非常推荐坚持日常运动这个方法。

但是，怎样才算是适度运动呢？这个问题肯定困扰着不少人。

当然，适度的运动量是因人而异的，并不存在标准答案。作为参考，可以设定为每天进行 30 分钟的有氧运动，外加运动后的拉伸。

有氧运动是指步行、慢跑、骑行、游泳等。力量训练属于无氧运动。如果觉得自己日常缺少锻炼，那么建议先从有氧运动开始做起。

日常缺少锻炼的人或许觉得骑行或游泳有难度，那也可以先从散步开始。早晨早起 10 分钟，在家附近散步 10 分钟。从这样低难度的运动开始慢慢培养运动习惯。

有氧运动和无氧运动

知道两者的区别，加深对适度运动的理解！

有氧运动

利用吸入的氧气燃烧脂肪、
锻炼肌肉的运动

- 可长时间、无负担进行
- 吸入氧气的同时，慢慢燃烧脂肪
- 有利于减少体脂肪、改善高血压

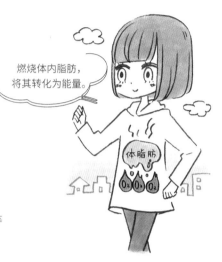

燃烧体内脂肪，
将其转化为能量。

▼

步行、慢跑、骑行、游泳、瑜伽等

无氧运动

主要以糖为能量来源、
锻炼肌肉的运动

- 短时间内快速发力
- 使用储藏于血液以及肌肉之中的糖分
- 有效增加肌肉量，提高基础代谢

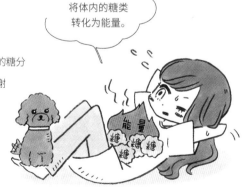

将体内的糖类
转化为能量。

▼

力量训练、短跑等

我建议大家每天运动总时长达到 30 分钟是有原因的。不论是 30 分钟还是 1 小时，突然要在每天的生活中添加运动这个新习惯是一件很困难的事。大多数人一开始可能雄心壮志、热情高涨，但都会因中途受挫而最终放弃，原因就在于初始阶段的难度设置得过高。因此，从运动 30 分钟开始慢慢增加难度更容易坚持下去。

本章开篇时提到过，培养习惯要从设定微小的目标开始。

先从易于达成的目标开始做起。等到可以轻松自如地完成时，再把时间延长。这样就可以在不勉强自己的情况下坚持下来。

如果遇到雨天无法外出的情况，取消运动也是可以的。只要早晚各散步 15 分钟，也算是达到了运动总时长 30 分钟的目标。

此外，我非常推荐在入浴前后做拉伸运动。

拉伸运动具体是指双腿伸直的前屈运动、折腿后仰式运动、再次重复双腿伸直的前屈运动，以此 3 个动作为 1 组，不要勉强自己，在达到自身的最大拉伸幅度时停止，缓慢吐气，保持姿势 1 分钟左右。

常做拉伸运动可以保持肌肉的柔软度，这不仅能有效改善血液循环，还能在很大程度上预防意外受伤、缓解肌肉酸痛等困扰。

在细微之处改变生活方式，效果更佳。比如，一些人去距离稍远的地方时，习惯选择开车出行，下一次可以改为步行或者骑自行车前往。

另外，可以提前一个楼层下电梯，改爬楼梯。或者坐公交时，提前一站下车，改步行。再或者，步行时有意识地活动到大腿及小腿肚。通过以上方式，在自己力所能及的范围内试着给身体增加锻炼机会。

给日常生活增加一点改变、制订一些规则吧！虽然微不足道，但只要持之以恒，就能收获显著的健康成果。

从血液流动停滞到血液循环的改善，需要持续改变长期以来的生活习惯，请牢记这不是短短几天或几周之内就能看到效果的。

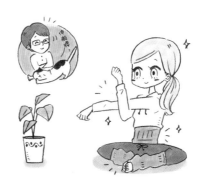

5 提高睡眠质量

高质量睡眠有助于保持良好的血液状态，要重视睡眠的时间、环境和节律

不论是传统中医学，还是现代医学，都认为高质量的睡眠对于保持健康是不可或缺的。

人长期处于慢性睡眠不足，身体的代谢能力就会下降，体内垃圾无法顺利排出，从而导致血液流动变缓，进一步发展为血瘀体质。相反，高质量的睡眠不仅可以维持良好的血液循环，还有利于保证血液自身良好的造血能力及血液质量。

那么，高质量的睡眠具体是指什么呢？下面，我将从4个方面进行讲解。

• 睡眠时间

睡眠时间因年龄或个体差异而不同，一般认为，有利于健康长寿的睡眠时长为 7~7.5 小时。长期睡眠时间少于 6 小时的人，需要引起注意。不少人觉得周末补觉就没问题，遗憾的是，"睡眠负债"是无法通过补觉来偿还的。

对于晚上只能睡 6 小时左右的人，建议午休 30 分钟。需要注意的是，一旦超过 30 分钟，就会进入正式睡眠，反而会破坏健康睡眠状态。

• **入睡时间**

尽量在晚上 12 点以前入睡，12 点以后仍不入睡，会增加身体的负担。假设每晚都在凌晨 2 点才入睡，即便睡眠时间达到了 8 小时，仍然会对身体健康造成危害。

我本人坚持每晚 11 点以前睡觉，并保证睡满 7 小时。为了坚持这一习惯，我建议安排一天的日程时首先决定入睡时间。

绝大多数人都是做完当天该做的事后再睡觉，但这样可能会因做事拖拉，导致入睡时间延后。因此，我建议优先设定入睡和起床的时间，并严格遵守。

大约 10 年前，我也曾经是重度"夜猫子"。但自从下定决心改变了自己的入睡时间后，我一直严格遵守，于是顺利过上了"11 点以前入睡，每天睡 7 小时"的生活。

• **睡眠环境**

入睡及起床时的睡眠环境也很重要。入睡时，房间必须保持昏暗、安静。

但是，也有少部分受到精神疾病困扰的患者需要在明亮的环境下才能入睡。如果是这种情况，就不必勉强，能顺利进入深度睡眠状态才是真正重要的，根据自身情况随机应变即可。

另外，睡前 1 小时要避免使用手机、电脑等有强烈光源的电子设备。强光和太阳光线一样，会使交感神经占据主导地位。交感神经是身体活跃运转时占据主导地位的神经，而睡眠时需要放松身心，让副交感神经占据主导地位。

一直处于兴奋状态，想睡也睡不着或者睡觉中途多次醒来，造成这种状况的主要原因之一就是睡前玩手机。很多人睡不着时会玩手机，这样只会更加难以入眠，请多加注意。

• 睡眠节律

阳光是调节睡眠节律不可或缺的因素。因此，"从阳光中醒来"对睡眠来说尤为重要。

"晚上让房间光线变暗，早晨沐浴着阳光醒来。"这么做，可以重置体内生物钟，调节昼夜节律。

很多人喜欢在周末睡懒觉，晚上拉上窗帘，一直睡到第二天中午才醒来，这样做会使体内生物钟紊乱，导致第三天无法顺利起床，引起睡眠障碍。因此，不论是周末还是工作日，都请尽量保持规律作息。

不过在养成早睡早起的习惯之前，往往会控制不住想要熬夜的冲动，结果一不留神就拖到很晚，延误入睡时间。如果有必须完成的事情，或许可以晚上早点睡，第二天早起解决。

请谨记这 4 个方面，有意识地提高睡眠质量。高质量的睡眠会帮助我们打造健康的身体。

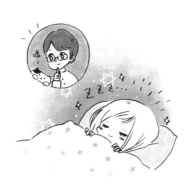

習慣

6 通过半身浴改善血液循环

泡个水温适中的温水澡，
改善血液循环

　　对于缓解痛经，我非常推荐养成泡半身浴的习惯。现代人生活节奏快，很多人洗澡只是简单地淋浴。但是，洗澡的目的不仅仅是为了去除身体上的污垢，还有改善血液循环、缓解疲劳以及调节自主神经、放松身心等重要作用。

　　泡半身浴的最佳水温是 39~40℃（水温太低对身体不好），浸泡 10~20 分钟为宜。我以前洗澡也总是随便洗洗、洗得很快，因此，当有些人跟我说觉得自己没办法泡 20 分钟这么久时，我非常能理解他们的心情。为了养成习惯，我采用的办法是准备好具有防水功能的电子书阅读器，边泡澡边阅读。只要有效利用泡澡时间，就不用闭上眼睛干等 20 分钟了。

　　需要注意的是，水温一旦超过 42℃，交感神经就会在脑中占据主导地位，使身体处于兴奋状态。这样一来，不但达不到放松的目的，甚至会起反作用。因此，要切记水温不能太高。

促进血液循环的泡澡心得

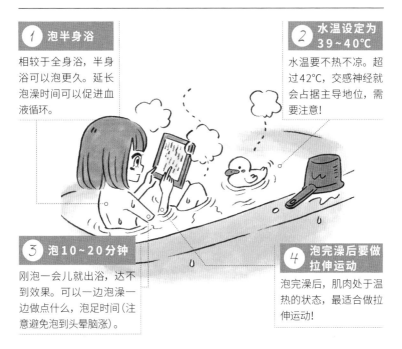

1 泡半身浴

相较于全身浴,半身浴可以泡更久。延长泡澡时间可以促进血液循环。

2 水温设定为 39~40℃

水温要不热不凉。超过42℃,交感神经就会占据主导地位,需要注意!

3 泡10~20分钟

刚泡一会儿就出浴,达不到效果。可以一边泡澡一边做点什么,泡足时间(注意避免泡到头晕脑涨)。

4 泡完澡后要做拉伸运动

泡完澡后,肌肉处于温热的状态,最适合做拉伸运动!

　　泡完澡后,趁身体处于温热的状态,做一些简单的拉伸运动延展身体,并在1小时后就尽快入睡,这样可以提高睡眠质量。

　　淋浴只能让部分身体部位在短时间内变暖,却无法有效促进血液循环。日常洗澡时若一直只习惯于淋浴,血液循环不畅的症状容易加重。

　　如果处于只能淋浴的环境,可以将水温设为40℃左右,并以较强的水压冲洗身体酸痛部位,并进行按摩。

7 — 与压力和平共处

比起消除压力，
更重要的是学会与压力相处

有一个大前提我们必须要承认，那就是人类无法彻底消除压力。人只要活着，就一定会受到某种刺激——压力。其实人是不能没有压力的。正是为了应对压力，人类才有努力生活的动力。

但是，有必要尽量减少过重的压力。

压力会引起自主神经失衡、血管收缩，进而导致血液循环变差。中医也认为，压力会导致气滞，而气滞（气在体内流动受阻）会引发血液循环不畅、代谢低下。

那么，该如何保护身体免受压力的伤害呢？

以人际关系的压力为例，很多人的压力来自自己所处的某个特定的交际圈，并且这种人际交往很难避免，而无法避免这件事本身就会带给人抵触感。为了避免这种抵触感，首先要做的是，不要在晚上闷闷不乐地想这件事。另外，不要把压力带回家，而是要有意识地采取行动抵消压力。

比如，被讨厌的上司说了难听的话（受到了压力）就

情志活动对身体的影响

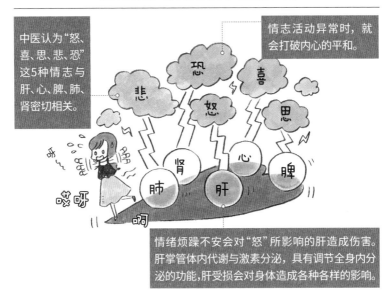

中医认为"怒、喜、思、悲、恐"这5种情志与肝、心、脾、肺、肾密切相关。

情志活动异常时，就会打破内心的平和。

情绪烦躁不安会对"怒"所影响的肝造成伤害。肝掌管体内代谢与激素分泌，具有调节全身内分泌的功能，肝受损会对身体造成各种各样的影响。

一个人去 KTV 唱歌，发泄完再回家。

像这样提前准备好发泄压力的办法，并将其付诸实践，是能够有效缓解压力的。建议同时准备多种自我减压的办法。

尽量不要将吃大量甜品或大量饮酒这类会对内脏造成伤害的行为作为减压手段。

大声喊叫、在属于自己的空间里悠然自得地听音乐、点燃气味怡人的香薰、泡个舒服的澡……推荐利用这些能疗愈身心的方法来减压。

不要积累太多的压力，及时排解，这一点至关重要。

8 消除眼部疲劳

缓解眼部疲劳，
最终也能改善血液循环

眼睛和痛经能有什么关系？你或许会觉得不可置信，但是两者确实相关。中医认为肝主疏泄，具有维持全身脏腑、经络等有序工作以及调节血液代谢等功能。而过度用眼会消耗"肝血"。

而且，肝也是储存血液的器官（储存的血被称为"肝血"），肝受损、功能下降会导致代谢能力减退、储存的血量减少等病状。

另外，中医认为，肝与眼睛及肌肉的运作直接相关。

比如，过度用眼时会感到肩酸，中医认为其原因在于人体中流动的血循环不畅，部分肌肉得不到滋养，进而导致其活动受阻。具体而言，就是过度用眼→肝功能失调→肝血储存失常，进而导致全身的血液代谢低下→血液循环不畅→肩酸、痛经加重。就这样，在现代医学中被认为是毫无关系的病状产生了关联。

实际上，用来明目的中药就是养肝的药方，两者的关

护眼穴位

工作中、泡澡时，想起来就可以按一按！

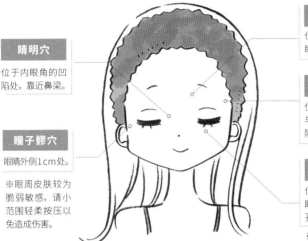

攒竹穴
位于眉头内侧，眼眶上缘凹陷处。

睛明穴
位于内眼角的凹陷处，靠近鼻梁。

太阳穴
位于颞部，眉梢与外眼角之间凹陷处。

瞳子髎穴
眼睛外侧1cm处。

※眼周皮肤较为脆弱敏感，请小范围轻柔按压以免造成伤害。

承泣穴
位于眼球与下眼眶边缘之间，瞳孔直下方。

※有受伤的风险，注意不要按压眼睛。

联性在中医学里是不容置疑的。

　　虽然现代医学忽视了两者的关联，但不过度用眼的确能有效缓解痛经。因此有必要限制手机、电脑的使用时间。如果很难做到，请养成时常眺望远方的习惯。

　　另外，过度使用眼睛时，请多按压以上几个穴位，包括位于眉头内侧、眼眶上缘凹陷处的攒竹穴，位于内眼角凹陷处、靠近鼻梁的睛明穴，位于颞部、眉梢与外眼角之间凹陷处的太阳穴。使用温热的毛巾或者市售品热敷眼部，促进血液循环，缓解眼部疲劳。

9 — 服用适合自己的中药

同种疾病，症状也会因人而异。
咨询专业医生，选择适合自己的中药

中医学里有这样一个理念：即使患有同种疾病的人，在治疗时也可能会使用不同的治疗方法（同病异治）。虽然患有同样的疾病，但是每个人的体质及症状都不相同，这是正常的。

因此，找到适合自己的中药就变得非常重要。中药的选择请全权交由专业医生。自己擅自判断、服用中药是有风险的。

那么，应该如何选择值得信赖的专业医生呢？

首先，请尽可能选择专业机构就诊，比如中医院或中西医结合医院、综合医院的中医门诊等。其次是选择不会只根据病名就随意开处方的医生。比如，某位医生听说你有痛经，几乎不询问你的症状、体质及生活环境，就直接给你开了某个汤药的处方。这样的人，你可以认为他（她）可能不具备中医学和中药学的专业知识。

选择中药时，需要辨明患者的"证"，即对疾病的性质、本人的体质以及生活环境等综合因素进行分析。上文提到的"同病异治"就是很好的辨证结果。而这也是中医学的精髓所在。

虽然被归类为同一疾病，但是每个人固有的体质、症状可能各有不同。中医需要在斟酌每个患者的不同之处的基础上，为其进行合理的选择。因此，请患者选择去正规中医院或者有中医门诊的综合医院就医，从能够为你提供针对性诊疗的专业医生那里获取中药处方。

需要利用现代医疗手段的检查和治疗在专科医院或综合医院进行，中药调理则交由中医院或中医门诊，这么做更能取得良好的治疗效果。

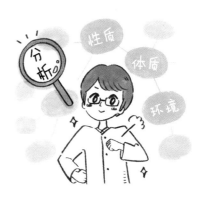

10 ▶ 注重养心

"心""血"紧密相关，
改善血液循环也需养心

提到改善痛经，人们很容易把重点放在药物治疗及调整饮食上。但是，痛经受激素影响很大，"养心"也是重要的因素之一。维持"心"的健康非常关键。

中医学里有一个概念叫做"心血"。

心血，顾名思义，就是"心之血"——为心的活动提供能量的血液，如同为身体活动提供能量的血一样，生成于体内。

比如，因为"被别人说了不好听的话""一直为人际关系而苦恼""身体不舒服是不是因为得了什么病"等思虑过多而苦恼烦闷，会过度消耗心血。由于心血与体内循环的血同根同源，体内循环的血也会因此亏损，最终导致血虚、血瘀等与血相关的病状出现。

在我实际诊疗的过程中经常遇见这类案例。长期的精神疲劳导致贫血或血液循环不畅，与此同时，痛经加重的情况也不少见。

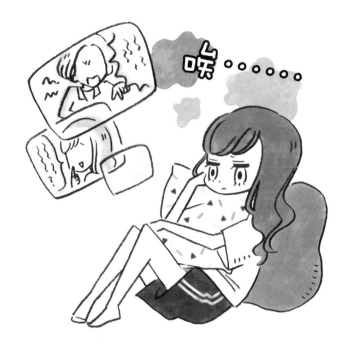

　　流转于全身的物质都依赖于身心均衡才得以正常生成、给身体供能。因此，感觉到疲劳时，不但要呵护好身体，而且不能忘记养心。

　　夜里胡思乱想、过度用眼，会严重消耗心血。要做到夜里不多想，在晚上 12 点之前入睡，保证睡眠充足。

　　我推荐在经过一夜的休养身心之后，可以在第二天早晨安排一段完整的时间，比如 30 分钟，专门用于个人思考。

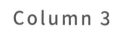

Column 3
世界各地的"月经假"

或许很多人并不知道，日本在法律上是认可"月经假"的。女性在经期身体不适时，有权每月休假 2 天，是否为带薪休假由公司自行规定。

其实，日本是全世界第一个立法推行"月经假"的国家。早在 20 世纪初，日本政府就设立了"月经假"。但非常遗憾的是，"月经假"并没有得到普遍实行。数据显示，1965 年，日本请"月经假"的女性为 26%，到了 2017 年，"月经假"使用率仅为 0.7%。

目前已经设立"月经假"的国家还有韩国、菲律宾、印度尼西亚和赞比亚。2023 年 2 月，西班牙通过了"每个月为女性提供 3 天月经假"的法律，成为第一个设立"月经假"的欧洲国家。

我的一位在日本工作的德国朋友曾感叹："法律明明有规定，却休不了假，真是不可思议。"的确，很多女性在职场中可能出于各种原因难以开口请"月经假"，这是令人感到悲伤的事实。因此，我希望我们的社会在倡导男女平等的同时，也能对女性特有的烦恼多一份理解。

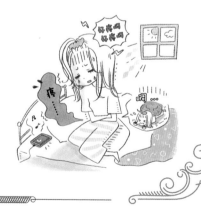

Chapter 4

远离痛经，
改变人生

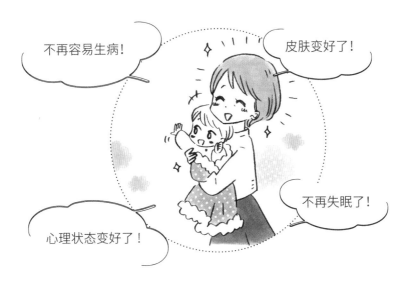

不再容易生病！

皮肤变好了！

不再失眠了！

心理状态变好了！

调理月经，也是在调理身体。
本章将介绍患者的问诊内容、我为患者提供的解决方案及治疗效
果。中药能带来的改变，不仅仅是治愈痛经。

中药调理让生活更美好

治愈痛经，可以从根本上
让身体变得更健康

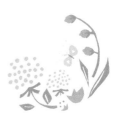

　　在我迄今为止的从医生涯中，有很多患者在向我咨询痛经及月经不适的问题后，采纳了我的建议，尝试通过中药调理身体，这不仅治好了疾病，还改变了她们的人生。本章将介绍一些这样的案例。

　　我提供健康诊疗的目的，是为了改善患者的病痛及烦恼，这一点自然不言而喻，但我更看重的是给患者带去希望。

　　正因为如此，我并不拘泥于传统中医学，也不认为中药是万能的。尊重患者本人的意愿，如果现代医学治疗对其有效，我也会积极推荐。

　　解决患者的烦恼，帮助其发现新的人生乐趣，抓住改变人生的契机，这也是治疗重要的目的之一。

　　如果读者朋友们阅读完本章介绍的案例后，能萌生"要是我也能像这样改变人生就好了"的想法，那将会是我莫大的荣幸。

中医院及中医门诊所提供的服务

中医院及中医门诊可以提供以下问诊服务。有需要请及时就诊。

调理身心

健康的内脏才能滋养健康的心灵。中药可以改善内脏疾病，并调节心理状态。

治疗生活方式病

亚健康、过敏、生活方式病等，这些常见病都可以通过中药进行治疗。

改善皮肤状况

如果使用很多护肤品也无法改善皮肤状况，建议尝试中药进行内调。

治疗不孕症

发挥中药所蕴含的自然力量，帮助不孕症患者攻克难关。

抗衰老

以延年益寿为目标，天然药物与中药搭配服用实现抗衰老。

改善儿童体质

儿童体质虚弱，也可以借助中药的调理效果得以改善。

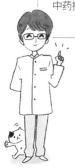

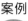

案例 ① 告别PMS，生活更轻松

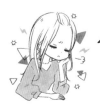

PMS和痛经尤为严重。

> 30岁+
> 压力导致的
> 血瘀体质

我在经期深受呕吐、水肿等多种身体不适困扰。尤其一到黄体期，症状就会加重，使我不得不常在经期前就请假。

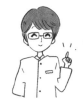

人际关系出现问题所产生的压力，会导致气滞及血瘀。

"我的痛经在月经第3天才会稍有缓和，每个月为了痛经请这么久的假，我很怕会被公司解雇。"这位患者在交谈过程中流露出来的不安神情，我至今印象深刻。她之前接受妇科治疗时，医生建议她服用短效口服避孕药。虽然她明白短效口服避孕药确实会减缓她的疼痛，但出于对避孕药的恐惧与不安，她的内心还是十分抵触。机缘巧合之下她知道了中药的存在，于是来到了我这里问诊。

导致PMS的具体原因，其实现代医学也尚未完全解明。而且，我不认同"喝某种特定汤药就能治好PMS"的说法。

在了解到患者最优先的诉求是缓解令其感到痛苦不堪的身体不适后，我从中医的角度对其体质进行了分析，最终得出了这样的结论：**人际关系出现问题所产生的压力引起了严重的气滞及血瘀。**

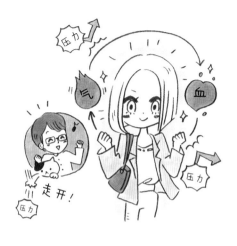

　　我为她开具了逍遥丸（参考P128）、冠元颗粒（参考P126）两种中药方剂。

　　患者坚持服药4个月左右后，经前严重呕吐这一症状几乎完全消失。同时，剧烈的痛经也得到了改善。她笑着告诉我她已经不再需要向公司请假了。

　　气的流通容易受压力的影响而出现停滞。气滞会导致血液循环不畅，除了痛经之外，还会引起PMS，出现多种身体不适。

　　逍遥丸具有通气、调理激素失衡的作用。冠元颗粒有通气、改善血瘀的效果。

　　这两种中药搭配使用，能够打造抗压体质、让阻滞的气与血同时恢复通畅。这也是为什么此病例能取得良好治疗效果的原因。

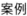

案例

2 ─ 皮肤焕然一新，美丽动人

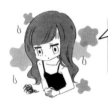

参加工作后痛经变严重，
皮肤也变差了。

20岁+
生活习惯导致
的血瘀体质

自从参加工作以来，我每天都是凌晨2点左右才睡觉，而且睡前必吃最爱的巧克力。因此，痛经变得很严重，脸部一直反复长痘痘。

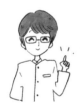

改善血瘀体质造成的痛经加重，
应从改善生活习惯入手！

患者症状主要特征表现为皮肤上出现较多红色大颗粒痤疮，这些痤疮会发热、瘙痒，且伴有刺痛感。另一大特征是便秘严重。这是典型的生活习惯不良导致血瘀，进而引起的痛经加重，皮肤状态恶化常见于此类型。

如果对由不良生活习惯引发的血瘀放任不管，按照中医的观点，会导致"血热"，也就是"邪热入血，侵害身体"。血热的典型症状有便秘、血压或血糖上升，再就是这个案例中出现的痤疮。缓解此症状最为关键的是要改善血瘀、清热。

我为此患者开具的中药处方为桃核承气汤（参考 P127）。一言以蔽之，此药是调理血瘀及血热的助排泄类药物。

中医认为，不良生活习惯导致血液变黏稠、邪热入血，肠内失去滋养，进而出现便秘。因此，将祛除血瘀的与助排泄的中药材相配合的药方——桃核承气汤最适合这名患者的症状。

除了服药之外，我还建议这名患者改善生活习惯。比如，最晚也要在晚上 12 点前睡觉、睡前 2 小时之内不能进食以及每天步行 20 分钟。坚持了 4 个月后，患者面部泛红的问题彻底解决了，便秘也得到了改善。

桃核承气汤是中药助排泄类药方，因此患者便秘有所改善后，就没有必要继续服用。继而我让患者服用专攻血瘀的冠元颗粒。到目前为止，这名患者一直维持着良好的皮肤状态，月经表现也保持正常。

中医里有"皮肤乃五脏之镜"的说法。只要保持体内清洁，即使不用高级化妆品，皮肤也能呈现出自然的美感。

案例

3 从束手无策的肩酸中获得解放

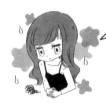

肩酸严重，深受困扰。

40岁+
生活习惯导致
的血瘀体质

我在经期不仅痛经，肩酸更是严重到无法站立的程度。然而我学生时代参加体育社团时完全没有痛经的烦恼。

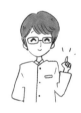

运动不足导致的血液循环不畅！
改变要从轻度全身运动开始。

这名患者的严重痛经并非由压力等外部因素造成，因此我建议她以重拾运动习惯为目标，陪同她一起制订了运动计划。

但是，培养运动习惯并非易事。因此，我并没有建议她直接进行力量训练来增肌，而是以持续运动肌肉为目标，从轻度的全身运动开始做起。

具体而言，从每天步行 10 分钟开始。逐渐延长时间，最终达到了可以每天坚持 25 分钟慢跑的运动强度。同时，我还叮嘱患者步行或者跑步时要有意识地大幅度摆臂，并尽量每天坚持运动。

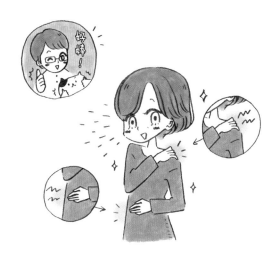

　　由于患者下半身水肿较为严重，因此我在中药上为她选择了具有祛除血瘀与水肿功效的桂枝茯苓丸（参考P128）。结果，4个月之后，这名患者欣喜地告诉我："不管是肩酸还是痛经，和最初问诊时相比，症状都减轻了90%。"

　　顺便提一句，如果是以改善血液循环为目的，最为推荐的当属全身运动。但需要注意的是，游泳并不一定适合所有人。

　　即便是在温水泳池，有些人游完泳后也会感到强烈的寒意，说明这些人下水会加重体寒，而体寒又会加重痛经。如果是这种情况，就不建议游泳，从体质上来讲室外散步更为适合。

　　在运动过程中，集中注意力感受手部或腿部肌肉的发力，就能有效提高训练效率，要有意识地进行这样的练习。哪怕是微不足道的日常运动，比如爬楼梯、提前一站下公交车……日积月累地坚持也会带来巨大的收获。

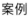

4 体温上升，体质变好

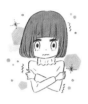

几乎每次来月经都会感冒。

> 30岁+
> 体寒导致的
> 血瘀体质

我在两年前生完孩子后，一整年都手脚冰凉、腹部也发凉。来月经时不仅痛经，还会感冒。体温一直在 35℃ 左右，处于低温状态。

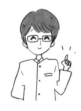

产后用中药调养身体、恢复活力！
改善血液状态及血液循环。

这名患者生宝宝时，大量消耗的能量没有得到及时恢复，出现了肾虚（参考 P39）的病状。肾虚导致维持体温的血液的生成及循环变差，进而引起阳虚型血瘀。

我为她开具了芎归调血饮（参考 P127）。虽然药名晦涩难懂，但药效温和，除了能调理产后虚弱（改善肾虚）之外，还能改善血液不足及循环不畅。

与此同时，我也对她的生活习惯提出了一些改善建议，包括尽量不要吃生冷的食物，沐浴时尽量选择泡澡，洗完澡后做

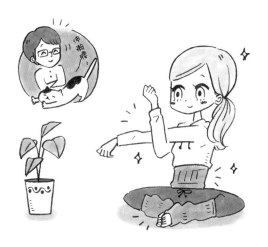

15 分钟左右的拉伸运动，以及注意腹部和脚踝以下部位的保暖等。一边服用中药，一边坚持这些日常生活习惯，半年后她就切实感受到体寒的症状有所改善，痛经也缓解了不少。

另外，当年冬天她一次感冒都没得过，这令她非常开心。现在母子身体都非常健康，几乎不感冒。基础体温也有所提高，大部分时间在 36℃ 左右。

中医认为，针对产后身体不适，进行补肾活血的治疗是行之有效的。

补肾是指改善肾虚，活血是指改善血液状态（补充血液、改善血液循环）。这个案例中使用了两种功效兼而有之的芎归调血饮。由于芎归调血饮是药效温和的中药，如果症状比较严重，就需要配合使用专门用于补肾的药，比如八味地黄丸、杞菊地黄丸（参考 P131）等。

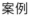

案例

5 — 战胜心神不宁，不再失眠

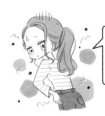

心神不宁，无法入眠。

> 20岁+
> 气血两虚的
> 血瘀体质

　　我平常总会因为一点小事就心神不宁，想睡却怎么也睡不着。来月经时痛经虽然不算太严重，可总担心痛经对身体不好，导致心情更加焦躁不安，失眠也越来越严重。去医院检查被诊断出焦虑症，医生开了睡眠导入剂。我想知道中药能不能缓解心神不宁。

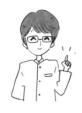

消化器官的脆弱会导致气不足，
进而引起心神不宁及血不足。

　　这名患者属于"心脾两虚"的症状。"心脾两虚"是指消化器官较为脆弱，摄入的食物无法被消化吸收，营养供给不足，导致气不足，出现无活力、心神不宁、焦躁等病状。一旦气不足，以气为原料的血也会出现不足，导致气血两虚，最终发展为血瘀。

　　于是，我为她选用了能同时改善痛经及心脾两虚的代表

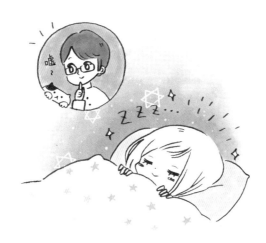

性中药方剂——归脾汤(参照 P130)以及芎归调血饮(参照 P127)。

　　2 个月后,这名患者向我反馈说她的失眠得到了非常大的改善,虽然心神不宁的症状没有彻底根除,但是我反复向她强调要学会正视不安,告诉她"有不安情绪是一件很正常的事",这样多少有一点效果。更为重要的是,服用归脾汤之后,她的食欲有所增强,身心的健康状态也得到了改善。芎归调血饮能温和地促进血液循环,这提高了归脾汤的药效,痛经也随之得到缓解。

　　身心的健康状态深受睡眠质量的影响。如果身体过于疲劳,可能想睡觉也睡不着。这就是过度疲劳与虚弱的人会出现睡眠障碍的原因。改善消化系统的健康状态,提高营养供给,消除疲劳及不安,不仅可以缓解痛经,还有利于改善慢性疾病及虚弱体质。

案例

6

为人母的梦想，终得以实现

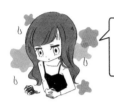

从严重的痛经发展为子宫肌瘤。
但是，我不想放弃为人母的梦想。

40岁+
生活习惯导致
的血瘀体质和
肾虚

　　我从 20 岁开始一直处于繁忙的工作状态，痛经严重，到了 30 岁出头时就查出了子宫肌瘤。虽然没有严重到需要做手术的程度，但子宫肌瘤会导致经期出血量增加等问题，我深受困扰。这之后几年我结了婚，本希望尽早怀孕生子，可迟迟无法得偿所愿。迫于无奈我开始接受不孕治疗，效果却一直不理想……我是不是没机会做母亲了？

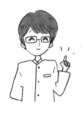

中药可以在很大程度上帮助你形成
易孕体质！

　　子宫肌瘤通常是由长期放任痛经不管造成的，可能会影响妊娠及生产，因此建议在发觉痛经加重时及时查明原因、及早治疗。如果痛经是由不良生活习惯引起的，那么在中药调理的基础上还需要配合日常养生。

　　我为这名患者开具了田七人参、杞菊地黄丸（参考 P131）

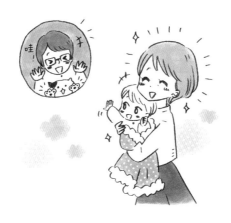

2 种中药。

田七人参这种中药材不仅能改善血瘀，还能阻止过多的出血，具有止血效果。而杞菊地黄丸具有补肾的作用，可以改善肾功能。

在改善血瘀及止血的双重作用下，服药 5 个月左右后，这名患者的痛经问题得到了极大改善。这期间子宫肌瘤也从直径最大时的 5cm 减小到 2cm。

补肾的效果关乎怀孕所必需的内分泌系统活动、造血及免疫等多个方面。因此面对无法受孕的患者时，我必定会用补肾这个办法。

我开出的中药组合处方，不仅能改善痛经，还能让怀孕生子的梦想成为现实。这名患者是在坚持服药 1 年左右，41 岁自然受孕，之后顺利生产，母子平安。

这名患者最初找到我是为了解决痛经和子宫肌瘤的问题，但让她没想到的是最终通过中药帮助她达成了怀孕生子的人生大目标。

7 ─ 情绪不再低落

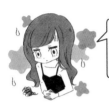

> 不仅要忍受痛经，情绪也非常低落，夜里也睡不好。

> 20岁+
> 生活习惯导致的血瘀体质和痰湿

　　我的痛经很严重，从经期前到经期中的情绪阴晴不定。更准确地说，是不安感会变强，夜里就算睡着了也多次做噩梦，没有熟睡感。早晨起床后仍感觉疲乏，饱受慢性水肿及疲惫的折磨。

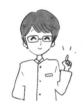

> 不规律的生活会导致痰湿，而痰湿会引起疲惫及不安。

　　这名患者每天都工作到很晚，经常在晚上10点以后才吃晚饭。体内无法消化的食物是引起痰湿的导火索。

　　痰湿是指肠胃功能下降等原因造成体内水分循环变差，导致过多水分滞留体内，进而形成痰的一种病状。放任不管的话会引起血液循环的阻滞。因此这名患者在改善血瘀的同时也需要改善痰湿问题。

　　我选用的中药方剂为温胆汤（参考 P133）及冠元颗粒（参

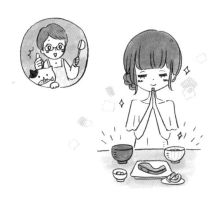

考 P126 ）。

温胆汤是改善痰湿引起的倦怠、水肿、易惊及多梦等症状时常用的中药。

我建议患者改变饮食方式（早饭、午饭吃饱吃好，晚饭低热量、营养均衡），并坚持服用上述 2 种方剂。患者在坚持了 3 个月后，不仅改善了痛经，疲倦感、水肿及失眠多梦等问题也都得到了明显改善。

另外，过度饮用酒精饮料、摄入过多难以消化的食物、睡眠不足以及消化功能低下也会引起痰湿。

这个案例向我们展现了，不规律的生活习惯会导致病状在体内慢慢发展，最终在某个时间点爆发出来，表现为身体的严重失调。

前文已经介绍过血瘀是由不良生活习惯所导致的病状，除此之外，现代人的生活方式也很容易引起痰湿。因此，在问诊过程中我一直注重去了解患者的日常生活习惯。

8 心态变得积极

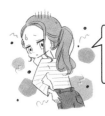

渴望不再依赖药物催经，
让月经顺畅到来。

30岁+
气血两虚的
血瘀体质和
肾虚

我因为被诊断为激素分泌不足，所以从初潮开始就一直服用短效口服避孕药催经。这让我总有"不能正常来月经，我的身体有缺陷"的想法，我知道这绝非长久之策。尽管在现阶段的经期我几乎感受不到痛经，情况算是乐观，可考虑到将来，我还是想怀孕生子，因此，我非常渴望靠自己的身体让月经顺利到来。

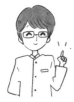

补肾和活血可以改善激素分泌水平，
消除心结！

痛经症状极度轻微，但月经受激素分泌的影响非常大。中医学中将不能正常来月经称为"闭经"。此案例的患者是先天性肾虚导致的闭经，需要用补肾药进行调理。

通常这种体质还会伴有体寒、血不足，即阳虚和血虚的问题。因此，我开具了能同时改善肾虚和阳虚的八味地黄丸（参

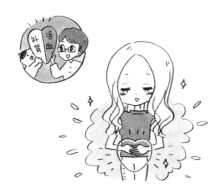

考 P131）、补血的妇宝当归胶（参考 P132）。

　　这名患者坚持服用 1 年左右后，终于迎来了人生中第一次正常到来的月经。在中药调理半年后，她就停止了服用短效口服避孕药，随后开始一点点排出类似经血的分泌物，接着就迎来了月经。虽然在月经前她会感受到一些身体不适，但都属于正常现象。总之，她为自己身体的变化感到欣喜。幸运的是，她的痛经症状一直很轻微。到现在已过去 2 年，虽然月经周期较长（40 天左右），但一直会按时来。

　　补肾与活血，巧妙地打好这套"组合拳"，即便是闭经也可以让月经恢复正常。这样的案例不胜枚举。

　　这名患者通过治疗也成功化解了心结，当她最近一次来问诊时，我发现她与初次来时判若两人，变得积极阳光，不仅培养了很多兴趣爱好，对于工作也更加投入。

案例

9 不再烦躁，人际关系得到改善

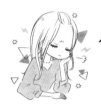

出现了类似于更年期的症状，烦躁不安、便秘、失眠严重、压力巨大。

40岁+
压力导致的
血瘀体质

我在经期前容易烦躁不安，眼睛会充血，还会出现严重便秘，也有因过于兴奋导致一直无法入眠的情况。这种状态每个月会持续一周之久，令我十分苦恼。来月经后，痛经也很严重，全身僵硬紧绷。

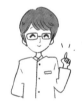

中药可以改善情绪不稳定和痛经！

这种月经不适属于实证型（参考 P36）。这名患者的身体表面看上去充满活力，其实体内存在无法排出的垃圾及虚火这一缺陷。

治疗伴有便秘的痛经时，一般会使用到案例 2 中所介绍的桃核承气汤。但是，这名患者还伴有严重的情绪不稳定、心烦意乱的症状，因此我选用了柴胡加龙骨牡蛎汤（参考 P129）及冠元颗粒（参考 P126）。柴胡加龙骨牡蛎汤被广泛应用于

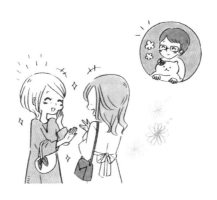

实证型烦躁不安、心悸、失眠、便秘等症状的治疗, 与具有改善血瘀功效的冠元颗粒搭配使用, 既能改善情绪不稳定及便秘, 也能缓解痛经。

坚持服用中药 2~3 个月以后, 这名患者的精神状态明显变稳定了。经前失眠的症状也消失了。随着她睡眠质量的提高, 生活开始正向循环, 便秘问题也得以改善, 身体状态每天都在变好。整个人变得神清气爽。对于这样的变化, 患者本人非常开心。服药 4~5 个月后, 痛经也得到了很大的改善。

中医认为人体所表现出来的证候可分为虚证与实证两种。虚证是气、血、津液等身体这些所必需的物质中的一种或几种存在不足而导致的, 需要服用能够补充这些物质的中药进行调理改善。

中医治疗包含痛经在内的月经不适时, 需要判断患者体质属于虚证还是实证, 并在此基础上, 选用不同的中药。因此, 向能够准确判断体质类型的中医专家进行咨询, 这一点很重要。

案例
10 重拾活力，生活质量得到提升

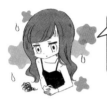

服用短效口服避孕药出现了副作用，可一停药，痛经实在难以忍受。

40岁+
生活习惯导致
的血瘀体质

我的痛经一直很严重，更要命的是经期前就会出现痛感，一直不消退。月经周期也会随之出现紊乱。受月经的影响，我完全没办法做自己想做的事。我为了缓解症状，就一直使用短效口服避孕药控制月经。但是服用一段时间后出现了异常出血，有可能是避孕药的副作用——血栓症。医生建议我停药观察，但是药一停，痛经又痛到难以忍受。

我有子宫肌瘤及子宫内膜异位症的病史，白带异味重，经血也黏稠、有异味。

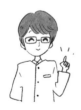

属于痰湿导致的血瘀，
建议花时间改善体质。

据我判断，这名患者经常熬夜又缺乏运动，这类不良生活习惯导致其体内形成痰湿，进而导致血瘀。但是，这个案例和案例 7 中的患者由于饮食不规律所形成的痰湿情况略有不同。

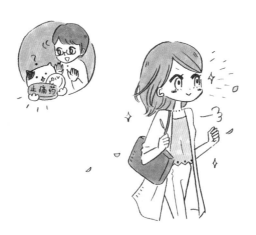

这再次体现了中医的一大特征——同病异治，即使是同样的病状，使用的中药及治疗方法也不尽相同。

我为这名患者开具了龙胆泻肝汤（参考 P133），并让患者搭配冠元颗粒（参考 P126）一起服用。

痰湿是非常顽固的病状，根治需要耐心。白带异味重、痛经、月经周期紊乱这几大问题均得到改善大约花费了 8 个月，同时也让这名患者终于不再依赖短效口服避孕药、止痛药，月经期间也能保持活力满满的状态。

如果痰湿与血瘀在人体中并存，常会引发高血压、高血糖、高血脂等生活方式病。其实这个案例中的患者也是在年轻的时候就查出了总胆固醇偏高。

她的胆固醇指标原本是处于需要服药控制的临界数值，但自从服用了中药以后，指标自然而然地回归到了正常水平。对于这样的改变，患者本人感到非常开心。

11 变得更自信

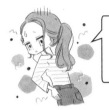

虽然被告知没有可以使用的
药物，但我还是想解决月经
带来的疲倦感。

20岁+
气血两虚的
血瘀体质

我的月经一般间隔 40 天以上。来月经时，虽然经血较少，但下半身会有刺痛感。尽管没有疼到需要吃止痛药的程度，可是疲倦感非常强烈。比起疼痛，疲倦感让我没有气力，更让我感到苦恼。

我做了检查，被诊断为贫血。可是服用了医生开的铁剂后却引起了严重的胃痛，不得不停药。医生说没有其他可以用的药了，我不知道该怎么办。

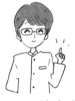

能量不足引起的疲倦感，
可以通过补气血来改善。

这名患者属于气血两虚的体质。

作为能量的气血同时存在不足，这种体质常常会面临"燃料不足"的问题。因此，疲倦感强烈，尤其在伴随出血的经期会进一步增强。

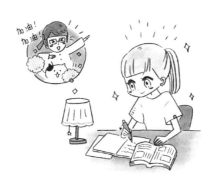

气血不足通常会进一步引起血瘀，好在这名患者比较年轻，因此痛经的程度并不严重。于是我选用了能够补气养血的中药方剂——十全大补汤（参考 P130）。

气血两虚的人，一般肠胃也比较脆弱，如果服用铁剂或者具有较强造血功效的中药，可能会给胃部造成伤害。因此，这名患者服用铁剂后出现了胃痛。

坚持服药 4 个月左右后，患者的月经周期缩短到了 35 天左右。出血量稍微有所增加，疲倦感明显减轻，日常没活力的状态也得到了改善。

由于这名患者以前整天没有活力，就算想挑战新事物，可一直抱着"我都这个样子了，就算了吧"的念头，始终迈不出第一步。但自从调理好月经后，她变得更加自信了，萌生了"身体变健康了，我要努力看看"的想法。她挑战了一直都想报考的资格证考试，并且非常顺利地通过了考试。

Column 4
男性也需要了解月经

　　有数据表明，日本女性患妇科疾病造成的社会经济损失一年高达 6 万亿日元。但是，对于女性特有的烦恼及疾病，男性同胞普遍缺乏理解。对此，我深感遗憾。

　　在学校时，男性很少有机会去了解关于月经等女性特殊生理现象的原理，同时这也被视为男女之间的禁忌话题。我想这或许是日本社会独有的现象。但是，纵观当今社会，我认为客观地向男性与女性传授女性生理知识是非常有必要的。

　　另外，男性普遍存在这样的心理：由于无法想象，所以不能理解痛经等女性的生理困扰。虽然男女的身体构造在出生那一刻就被决定了，但我们依然可以通过语言及共情去填补人与人之间的差异所带来的鸿沟。女性朋友们，请将折磨人的痛经视作一种信息，积极地传达给身边的男性吧。我相信男性同胞们如果有机会切身地理解女性的身体烦恼，也会逐渐改变"事不关己"的观念。

　　我有一位朋友是中医学专家，他在自己的社交网站上发布过一个帖子，把痛经描述为"子宫内膜被生生撕开般的疼痛"，反响极为热烈。由此可见，通过语言描述也可以有效地传达痛感的强烈程度。

　　因此，我由衷地期望增强男性对女性特有的生理现象的认识，向对此抱有同理心的社会迈进一步。

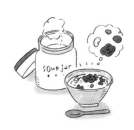

改善痛经的
简单药膳 & 缓解痛经的
中药方剂

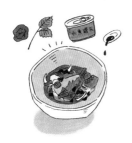

附录 1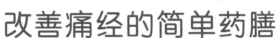

改善痛经的简单药膳

月经不适时，连吃饭都会觉得麻烦。本附录中的药膳食谱可以帮助你在享受美味的同时，轻松改善体质。

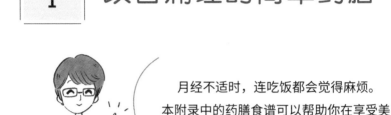

3 分钟

红花酱油

功效 活血化瘀、有效改善压力引起的气滞。

食　材	
红花 ··················	1大勺
酱油 ··················	300 mL
生姜 ··················	大拇指大小
大蒜（按个人喜好）······	1瓣

做 法

1 生姜切薄片，大蒜对半切。

2 容器内倒入酱油，再放入红花、生姜及大蒜。

3 放入冰箱内，浸泡一夜后便可作为调料使用。

※孕妇不宜食用

中医学小知识

酱油是每天都会用到的调料，因此这个食谱非常实用。红花有活血化瘀的功效。适合人群：血瘀型痛经（尤其是压力型）。

冰糖柠檬

功 效 改善血液循环、补血、改善体寒、活血化瘀。

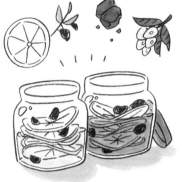

食 材 (700 mL密封罐×2的分量)

柠檬·················2个
冰糖·················500g
黑糖粉末·············1大勺
柠檬汁···············100 mL
枸杞················1大勺
龙眼干··············1大勺

※密封罐要清洗干净。彻底干燥后，用消毒酒精喷雾对密封罐内壁进行杀菌。

做 法

1 柠檬清洗干净后去蒂。切成3 cm左右薄片，去籽。

2 在密封玻璃瓶内加入冰糖，铺满瓶底。接着交替放入柠檬片和冰糖。最后淋入50 mL柠檬汁。可以按个人喜好，加入些许姜丝。

3 盖紧瓶盖，轻轻上下摇晃，让瓶内食材均匀混合。放入冰箱内保存，时常拿出来摇一摇以加速冰糖的溶解。

4 在放入冰糖和柠檬的2个瓶子里，分别加入枸杞和黑糖粉末，搅拌均匀。加入黑糖的那1瓶，待黑糖溶解后，再加入龙眼肉(切成5 mm见方的碎粒)，搅拌。

※直接食用内容物或喝汤汁皆可。

中医学小知识

柠檬可以通气，枸杞有滋阴壮阳和补血的功效，龙眼肉同样可以补血，黑糖能暖身驱寒。冰糖柠檬可以通气、促进血液流动，改善血流不畅、血瘀等问题，进而达到缓解痛经的功效。

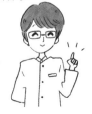

杂豆粥（豆浆风味）

12分钟

功效 补血、改善水肿及激素分泌。

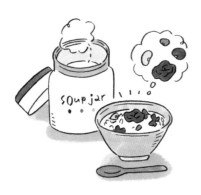

食　材 (270 mL左右焖烧杯的分量)

大米	30 g
大豆、黑豆、红豆	各7 g
泡发好的黑木耳	3片
原味豆浆	180 mL
热水	90 mL
海带	邮票大小(按个人喜好)

胡椒、味噌、咸梅干、红苏子粉
.................................适量

做 法

※经期吃咸梅干会增加出血量，请避免食用。

1 将大米倒入焖烧杯中，加入热水，盖紧盖子，静置3分钟左右。

2 等待期间，在小锅中放入原味豆浆、3种豆子、黑木耳，开小火煮10分钟左右，注意火候，不要让其沸腾。

3 过滤掉焖烧杯中的汁水，放入2的食材以及海带，搅拌后盖上盖子。

4 放入味噌溶解后，再放入适量胡椒、咸梅干、红苏子粉调味。静置1小时左右即可食用(具体视焖烧杯种类而定)。

中医学小知识

豆类有调整激素分泌、补血、消肿的功效。咸梅干及红苏子粉有促进血液循环、缓解疲劳的作用。通过调整激素分泌、改善月经周期，能有效改善因激素分泌紊乱带来的痛经，效果值得期待。

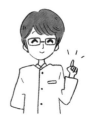

山药紫苏猪肉卷

功 效 改善气滞、滋阴补阳、刺激激素分泌、改善水肿、缓解疲劳。

食 材 (2~3人份)

山药	200g
猪腿肉 (薄切片)	300g
(用盐、料酒腌渍待用)	
紫苏叶	12~14片
芦笋	1~2根
胡萝卜	1/2根 (纵切细条)
拉丝芝士	适量
低筋面粉	1~2大勺
盐	1/4小勺
水	1大勺
料酒	1大勺
色拉油	少量
咸梅干 (紫苏腌制)	2~3个
蘸面汁 (2倍浓缩)	1大勺

中医学小知识

紫苏有通气的功效,山药能增强活力,猪肉可以刺激激素分泌。三者一起食用,可以有效改善月经前后期出现的疲劳、水肿等症状。

做 法

1. 将芦笋、胡萝卜、去皮山药统一切成15 cm长、5~8 mm厚的条状,用保鲜膜包裹好后放入微波炉中加热(500W,1.5~2分钟)。

2. 在砧板上铺一层保鲜膜,纵向摆放猪肉片,注意猪肉片要稍微重叠、不留间隙。在猪肉上放上6片紫苏叶和1中的食材,撒上咸梅干碎粒。

3. 在2上再平铺一层拉丝芝士。注意上下两端不要放芝士。

4. 拉动保鲜膜,从边缘开始卷肉。卷好后开口朝下,双手按压,整理形状。

5. 打开保鲜膜,在猪肉卷上撒低筋面粉,转动猪肉卷使其均匀沾上低筋面粉。

6. 锅内倒入少许油,稍微加热后,将猪肉卷开口朝下入锅。用中火煎制,并不时翻面。

7. 猪肉卷完全变色后,少量多次加入用水稀释过的蘸面汁,继续煎制几分钟。

8. 猪肉卷变金黄色后,关火。冷却后,切成3~4等份,放入已经铺好紫苏的盘子即可。

鲑鱼南蛮渍

8 分钟

功效 补气、促进血液循环、改善血瘀。

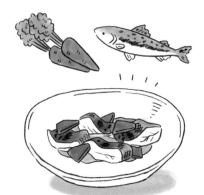

食 材	
鲑鱼	2大块
胡萝卜	10 g
淀粉	适量
橄榄油	适量
醋	100 mL
白砂糖	2大勺

做 法

1 将鲑鱼肉块切成3小块。

2 鱼块沾上一层薄薄的淀粉。平底锅内倒入大量的橄榄油，加热后，放入鱼块进行煎炸。

3 混合醋和白砂糖，将煎好的鱼放入其中，浸泡一夜。

4 吃之前，加入切成薄片的胡萝卜一起食用。用蒸好的胡萝卜也可以。

中医学小知识

胡萝卜可以补气，鲑鱼有补气、促进血液循环的功效。同时通过补气和促进血液流动，能够有效改善血瘀、缓解痛经。

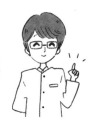

鸭儿芹拌鱼

5 分钟

功 效 促进血液循环，改善血瘀、气滞，缓解疲劳。

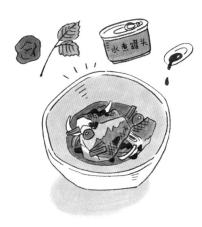

食 材

沙丁鱼或青花鱼(水煮罐头)……1罐
鸭儿芹……………………………适量
韭菜…………………………按个人喜好
洋葱…………………………按个人喜好
圣女果………………………………1个
泡发好的黑木耳……………………3片
枸杞………………………………10粒左右
黑醋………………………………1小勺
黑胡椒……………………………少量
味噌………………………………少量
咸梅干………………………………1个

做 法

1. 将水煮罐头的汁水倒入碗内，同时放入味噌、枸杞、黑木耳(切细丝)、黑醋、咸梅干，稍微搅拌一下。梅干用筷子拨碎。

2. 鸭儿芹、韭菜切成小于2 cm的小段，洋葱、圣女果切成小于2 cm见方的碎粒或薄片，倒入碗中，再撒入黑胡椒，搅拌。

3. 食材入味变软后，与鱼一起装盘即可。

中医学小知识

青背鱼和黑醋可以促进血液循环，有直接改善血瘀的效果。黑醋、咸梅干、鸭儿芹有通气的功效，让气重新运行顺畅。另外，咸梅干有缓解疲劳的效果，可以减轻压力及倦怠感。

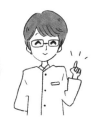

附录 2　缓解痛经的中药方剂

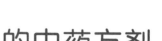

本附录将介绍正文中所提及的中药。学习中药功效，加深对中药的了解，切勿私自用药，必要时请去中医院咨询。

冠元颗粒

功　效	改善头痛、头重、肩酸、头晕、悸动等
副作用	发疹、腹泻、胃痛等

压力型血瘀体质的救星

用于改善压力过大导致的血瘀症状（多伴有头疼、肩酸等）。这款中药是由改善血瘀的丹参为主药配制的"理气药"，具有通气功效。见效快，是一款改善现代高压社会常见的血瘀症状的良药。

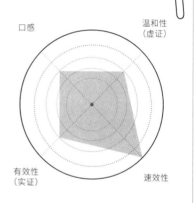

包含的中药材

丹参、红花、芍药等

芎归调血饮

| 功 效 | 改善月经不调、产后身体虚弱等 |

| 副作用 | 发疹、呕吐、食欲不振等 |

适用于改善体质虚弱者的血虚及血瘀症状

体质虚弱或者产后、病后的人出现气血不足、贫血或疲劳感，同时有血瘀导致的痛经时，建议服用此药。这款中药安全性极高，即便是体质虚弱的女性也可以放心服用。药效较为温和，需要长期坚持服用。

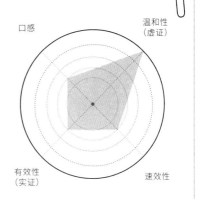

包含的中药材

川芎、陈皮、当归等

桃核承气汤

| 功 效 | 改善月经不调、痛经、便秘等 |

| 副作用 | 发疹、腹痛等 |

改善伴有便秘的血瘀

如果血瘀伴有便秘、经期异常烦躁不安、面部潮红发热（但下半身寒凉）等症状，可以将此药作为助排泄药使用。但需要注意的是，有慢性腹泻或身体严重虚寒的人应避免服用。

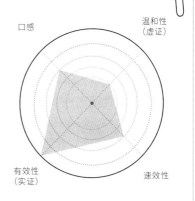

包含的中药材

桂枝、大黄、桃仁等

桂枝茯苓丸

功　效	改善月经不调、痛经、更年期综合征、斑点、痤疮等
副作用	发疹、食欲不振等

改善伴有水肿的血瘀

针对伴有下半身水肿的痛经非常有效。除了能改善血瘀，还能提高体内水分的代谢速度。如果体质虚寒却面部潮红，也就是所谓的"寒体上火"，推荐试试这款药。

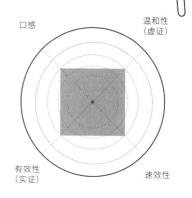

包含的中药材

桂枝、芍药、茯苓等

逍遥丸

功　效	改善体寒、月经不调、更年期综合征、烦躁不安等
副作用	发疹、呕吐、食欲不振等

通气、调理月经

容易烦躁、神经质，常为气滞的病状。逍遥丸可以将阻滞的气循环恢复通畅。加味逍遥丸是在逍遥丸药方的基础上添加了具有清热作用的中药材。身体出现潮热时建议服用加味逍遥丸。

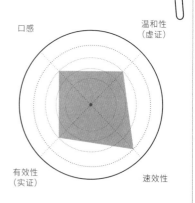

包含的中药材

柴胡、白芍、当归等

四逆散

| 功　效 | 改善胆囊炎、胃炎、神经症等 |

| 副作用 | 疲倦、水肿、胃部不适等 |

适用于有气塞、胀痛症状的人

四逆散与逍遥丸一样，具有通气的功效。四逆散常用于治疗气滞导致的胃炎、胃痛、腹痛、胸痛、胁痛、咬牙、磨牙等症状。这款中药配方使用了具有缓解全身肌肉僵硬、改善痉挛功效的药材。推荐月经前会出现胃痛症状的人服用。

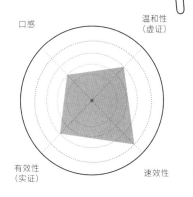

口感　温和性（虚证）
有效性（实证）　速效性

包含的中药材

枳实、柴胡、芍药等

柴胡加龙骨牡蛎汤

| 功　效 | 改善失眠、神经症、小儿夜啼等 |

| 副作用 | 发疹、腹痛、食欲不振等 |

适用于烦躁不安的人

出现严重精神疲劳、心悸、烦躁不安等症状，精神状态处于不稳定状态时，服用此中药，效果明显。经前失眠、心神不宁等症状严重的人尤为适用。配方中使用了助排泄的药材，肠胃虚弱的人应避免服用。

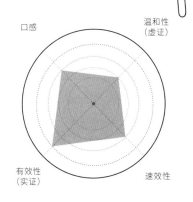

口感　温和性（虚证）
有效性（实证）　速效性

包含的中药材

柴胡、半夏、茯苓等

归脾汤

| 功效 | 改善贫血、失眠症等 |
| 副作用 | 发疹、食欲不振等 |

适用于身心虚弱、心神不宁的人

气血不足会导致缺乏活力、心神不宁，容易失眠。归脾汤是最适合有浑身无力、心情郁结症状的人服用的一款中药方剂。出现上述病状的人多为肠胃虚弱者，建议食量小、进食少却有饱腹感的人服用此药。

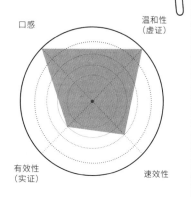

口感 / 温和性（虚证）/ 速效性 / 有效性（实证）

包含的中药材

当归、人参、白术等

十全大补汤

| 功效 | 改善体力低下、疲劳倦怠、贫血等 |
| 副作用 | 发疹、胃部不适等 |

有效改善气血两虚的良药

十全大补汤同时具有补血与补气两大功效。大病初愈、术后或者长期疗养导致身体出现强烈的疲倦感，或者体质虚弱、受寒后出现经期不适（周期变长、停经、经血变少等），这样的情况可以尝试服用此药。

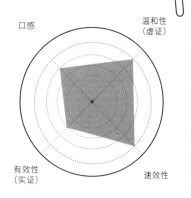

口感 / 温和性（虚证）/ 速效性 / 有效性（实证）

包含的中药材

地黄、川芎、当归等

杞菊地黄丸

功 效	改善老花眼、眼部疲劳、视力低下、排尿困难、尿频等
副作用	发疹、胃部不适、腹痛等

滋阴的补肾药

肾功能与激素分泌紧密相关，杞菊地黄丸是一款补肾药。适合身体潮热、干燥的人服用。另外，此药还能调理肝，可以改善与肝密切相关的眼部不适（老花眼、眼睛疲劳、视力低下等）。因此杞菊地黄丸又被称为"可以喝的眼药水"。

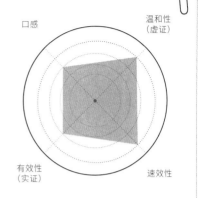

包含的中药材

菊花、枸杞、地黄等

八味地黄丸

功 效	改善体寒、下肢痛、腰痛、排尿困难等
副作用	发疹、胃部不适等

壮阳的补肾药

五脏之中的肾与激素分泌紧密相关，八味地黄丸同样是一款补肾药。配方中使用了具有提高体温功效的药材，因此推荐有下半身寒凉、倦怠、腰痛等症状的人服用。另外，体寒、月经周期不正常的人也可以服用。但有潮热症状的人应避免服用。

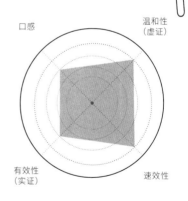

包含的中药材

牡丹皮、地黄、山药等

当归芍药散

功　效	改善月经不调、更年期综合征、头晕、头重、体寒症、水肿等
副作用	发疹、食欲不振、胃部不适等

改善伴有水肿的血虚

身体寒凉导致下半身肥胖或膀胱炎反复发作，或者出现色斑、皮肤暗沉的情况，就表明身体中同时存在血虚和水滞这两种病状的可能性较高，有经血少、周期较长的倾向。当归芍药散对于该症状有明显的治疗效果。

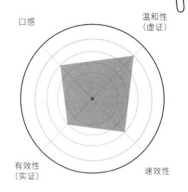

包含的中药材

川芎、当归、芍药等

妇宝当归胶

功　效	改善更年期综合征、贫血、月经不适、肩酸、头痛、头晕等
副作用	胃部不适、食欲不振等

改善血虚的救星

具有补血功效的当归占整个配方用量的60%以上。在日本的中药方剂中，妇宝当归胶的补血效果处于最高等级，作为改善血虚的首选被广泛应用。但是当归可能会对肠胃造成一定的刺激，如果肠胃出现不适，请暂停服用。

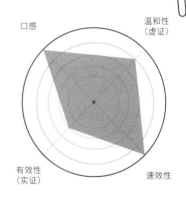

包含的中药材

当归、黄芪、地黄等

温胆汤

功　效 改善肠胃衰弱者的失眠、神经症等

副作用 发疹等

改善伴有心神不宁的痰湿

体内的养生水液循环停滞会导致痰湿，温胆汤是能祛除痰湿的中药方剂。同时该药还具有改善肠胃功能、稳定精神状态的功效，治疗失眠多梦、心神不宁的效果较好。另外，还可以有效改善经血黏稠、痰湿导致的血瘀。

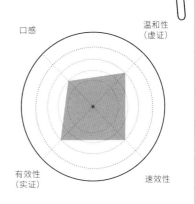

包含的中药材

枳实、半夏、茯苓等

龙胆泻肝汤

功　效 改善排尿痛、残尿感、尿浊等

副作用 发疹、食欲不振等

改善热性痰湿（湿热）

若长期处于痰湿体质，痰郁生热，会导致"湿热"这一病状。进而出现经血黏稠、气味强烈、月经延迟、痛经加重等症状。龙胆泻肝汤是改善湿热的中药方剂。

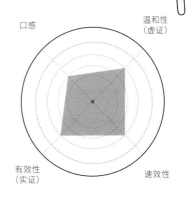

包含的中药材

地黄、当归、木通、龙胆草等

快读·慢活®

《女人都想要的暖养指南》

暖暖的女人不生病!

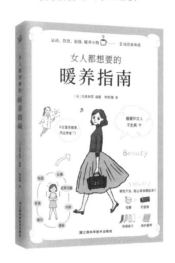

　　体寒是万病之源!总是被头痛、失眠、便秘、皮肤干燥和痛经等各种烦恼困扰……

　　日本祛寒名医写给每一位女性的暖养指南。通过温暖体质,改善各种身体不适,让每位女性都能收获美丽和健康。

　　当代很多女性都是"寒性体质"。体寒是万病之源。本书从运动、饮食、泡澡、暖养小物以及分季节祛寒要点等多个方面,介绍了让每位女性在生活中就能轻松实践的暖养妙招,有效解决头痛、失眠、便秘、痛经、不孕、皮肤干燥等各种烦恼。暖养自己,做健康美人!

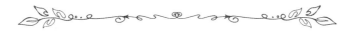

快读·慢活®

从出生到少女，到女人，再到成为妈妈，养育下一代，女性在每一个重要时期都需要知识、勇气与独立思考的能力。

"快读·慢活®"致力于陪伴女性终身成长，帮助新一代中国女性成长为更好的自己。从生活到职场，从美容护肤、运动健康到育儿、家庭教育、婚姻等各个维度，为中国女性提供全方位的知识支持，让生活更有趣，让育儿更轻松，让家庭生活更美好。

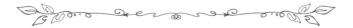